Enigma bipolar

Dados Internacionais de Catalogação na Publicação (CIP)
(Câmara Brasileira do Livro, SP, Brasil)

Tung, Teng Chei
  Enigma bipolar : conseqüências, diagnóstico e tratamento do transtorno bipolar / Teng Chei Tung. – 3. ed. – São Paulo : MG Editores, 2007.

ISBN 978-85-7255-051-2

1. Depressão mental 2. Doença maníaco-depressiva 3. Transtorno bipolar – Tratamento I. Título.

07-7179
CDD-616.895
NLM-WM 207

Índices para catálogo sistemático:

1. Humor : Transtornos bipolares : Medicina   616.895
2. Transtornos bipolares : Humor : Medicina   616.895

Compre em lugar de fotocopiar.
Cada real que você dá por um livro recompensa seus autores
e os convida a produzir mais sobre o tema;
incentiva seus editores a encomendar, traduzir e publicar
outras obras sobre o assunto;
e paga aos livreiros por estocar e levar até você livros
para a sua informação e o seu entretenimento.
Cada real que você dá pela fotocópia não autorizada de um livro
financia um crime
e ajuda a matar a produção intelectual em todo o mundo.

Enigma bipolar

*Conseqüências, diagnóstico
e tratamento do transtorno bipolar*

Teng Chei Tung

ENIGMA BIPOLAR
Conseqüências, diagnóstico e tratamento do transtorno bipolar
Copyright © 2007 by Teng Chei Tung
Direitos desta edição reservados por Summus Editorial

Diretora editorial: **Edith M. Elek**
Editora executiva: **Soraia Bini Cury**
Assistentes editoriais: **Bibiana Leme e Martha Lopes**
Capa: **Gabrielly Silva**
Projeto gráfico e diagramação: **Acqua Estúdio Gráfico**

2ª reimpressão, 2021

MG Editores
Departamento editorial
Rua Itapicuru, 613 – 7º andar
05006-000 – São Paulo – SP
Fone: (11) 3872-3322
http://www.mgeditores.com.br
e-mail: mg@mgeditores.com.br

Atendimento ao consumidor:
Summus Editorial
Fone: (11) 3865-9890

Vendas por atacado:
Fone: (11) 3873-8638
e-mail: vendas@summus.com.br

Impresso no Brasil

Sumário

Prefácio 9
1 – O início do enigma: o diagnóstico e suas angústias 13
2 – Transtorno bipolar: a doença da instabilidade 16
   As faces do transtorno bipolar 20
   Depressão 22
      Sintomas da depressão 23
      Tipos de depressão 37
   Mania 49
      Sintomas da mania 50
   Hipomania 53
   Estados mistos 55
   A importância dos critérios diagnósticos 56
3 – Transtorno bipolar: diagnósticos e polêmicas 60
   Unipolar e bipolar: por que a diferença? 61
   Depressão menor ou subsindrômica: importância e
      relação com o transtorno bipolar 65
   Diagnósticos e seus limites: até onde vai a normalidade? 68
**4 – Espectro bipolar: normalidade *versus* doença, dicotomia
unipolar–bipolar *versus* doença afetiva única** 69
   Normalidade e patologia: limites da personalidade ou da
      doença? 70

Espectro bipolar: divisão unipolar–bipolar à doença afetiva única 74

5 – Transtorno bipolar: por que é tão comum? 77
Transtorno bipolar: o quanto é comum? 77
Transtorno bipolar: existem razões para ser tão comum? 79

6 – Causas do transtorno bipolar: descobrindo a biologia do complexo mente–corpo 84
Causalidade em medicina e em psicologia 85
   A questão hereditária ou genética 86
   Doença dos ritmos biológicos 88
   Outros fatores biológicos 90
   Causas psicológicas, situações estressantes e desenvolvimento dos transtornos afetivos 92
Causas do transtorno bipolar: mais dúvidas do que certezas 94
Causas, curas e a vida real 96

7 – Tratamento do transtorno bipolar: desatando os nós em busca de uma vida melhor 99
Estratégias terapêuticas para uma doença complexa 100
Medicamentos: cruciais e limitados 103
   Efeitos colaterais: uma ameaça desprezada 106
   Tipos de medicamentos 108
      Lítio 108
      Divalproato de sódio/ Ácido valpróico/ Valproato de sódio 111
      Lamotrigina 113
      Carbamazepina 113
      Oxcarbazepina 114
      Antipsicóticos 114
      Antidepressivos 116
      Ansiolíticos/ Calmantes/ Hipnóticos - Os benzodiazepínicos (BZD) 117
      Eletroconvulsoterapia (ECT) 118

O segredo do bom tratamento: a parceria
médico–paciente 119
Preconceitos no transtorno bipolar 119
Preconceitos culturais contra os remédios
"para a cabeça" 120
Vida saudável é suficiente? 122
Exercícios físicos 124
Dieta 124
Iluminação do ambiente 125
Higiene do sono 125
Drogas 126
Cuidar da saúde é bom, indiscutivelmente 126
8 – Tratamento psicológico: para além do divã 127
Humildade e força: a parte que cabe ao paciente 132

9 – Os prejuízos do transtorno bipolar e as orientações para enfrentá-los 134
Transtorno bipolar no trabalho: o fracasso e a vergonha.... 134
Transtorno bipolar na família: a rejeição 137
Transtorno bipolar no provedor da família 138
Transtorno bipolar no casal 139
Transtorno bipolar nos filhos 140
Depressão nos outros familiares próximos 141
O que a família pode fazer pelo paciente bipolar? 141
Transtorno bipolar e as amizades: a solidão 144
Transtorno bipolar e o suicídio 146

10 – Transtorno bipolar e o futuro 150
Novos tratamentos para o transtorno bipolar 150
Prevenção: a grande luta 152

Nota final 154

Prefácio

Enigma. O transtorno bipolar apresenta-se como uma entidade etérea, obscura e de compreensão fugidia para pacientes, familiares e leigos interessados, que tentam buscar respostas na internet, nos livros e com os profissionais especializados. Entretanto, sempre parece que algo ainda fica mal explicado, pois poucos são os pacientes que se encaixam nas descrições clássicas, e, dos que se enquadram, poucos apresentam a boa evolução que se esperaria de uma doença tão antiga e estudada. Até mesmo para médicos psiquiatras, psicólogos e pesquisadores em neurociências, o que parecia estar bem definido não é tão verdadeiro assim, havendo questões polêmicas em relação ao diagnóstico, às possíveis causas e inclusive em relação aos tratamentos.

Nesse ambiente aparentemente tumultuado, os portadores do transtorno bipolar são os maiores prejudicados por sofrerem as conseqüências sem entender o porquê, sem querer aceitar que os descalabros de sua vida são decorrentes de uma doença mental. Qual a solução, portanto, para o enigma bipolar? Certamente, ninguém sabe toda a verdade. Decifrá-la é um desafio hercúleo, mas pode se tornar uma viagem instigante, que possivelmente gerará reflexões interessantes sobre a natureza humana e sua relação com uma doença que acompanha a evolução da nossa espécie.

O objetivo deste livro é apresentar elementos que possam auxiliar essa empreitada. É uma tarefa árdua, tendo em vista a complexidade que envolve uma doença tão mutável, pois cada indivíduo apresenta uma manifestação diferente de transtorno bipolar, e, além disso, essa é uma doença instável por natureza, com sintomas flutuantes, que aparecem e desaparecem, dando lugar a outros sintomas por vezes inversos aos anteriores.

O transtorno bipolar está cada vez mais presente no dia-a-dia de todos, não só em entrevistas de revistas, jornais e televisão, como também em novelas e colunas sociais. Um fato grave é a maneira como é apresentado, caricata e até preconceituosa, sendo os portadores da doença associados a características negativas, como descontrole, falta de confiabilidade, agressividade e inadequação social. Muitas vezes podemos ser surpreendidos com o fato de algum parente, amigo ou colega receber o diagnóstico de transtorno bipolar sem nunca termos sequer desconfiado de que tivessem alguma alteração de comportamento que fosse doentia. Mais preocupante ainda é que, mesmo recebendo informações sobre a doença por parte dos médicos e outros profissionais de saúde, a impressão que se tem é de que os pacientes, parentes e amigos ficam confusos por receberem informações desencontradas ou que não reflitam claramente aspectos semelhantes ao problema que cada um está vivendo – desde como o problema é definido até como deveria ser abordado e tratado.

Para atingir seu objetivo, esta obra foi escrita com o intuito de explicar com detalhes, numa linguagem acessível, os conceitos e conhecimentos já bem estabelecidos e de discutir os pontos polêmicos sob vários ângulos e argumentos. Este livro reflete a experiência acumulada com os atendimentos de pacientes graves do Instituto de Psiquiatria do Hospital das Clínicas da Faculdade de Medicina da Universidade de São Paulo, além da experiência clínica acumulada nos atendimentos em outros serviços de psiquiatria das redes pública e privada, contrabalançada com a experiência de organização de serviços de saúde mental e das pesquisas clínicas e científicas.

Não posso deixar de agradecer a todos os pacientes e familiares que atendi ou de cujos tratamentos participei, e a todos os profissionais que de alguma maneira compartilharam as experiências de vida e de luta contra essa doença tão ingrata e traiçoeira. Aqui segue uma pequena contribuição e uma modesta ajuda para todos os que estão envolvidos nessa questão – pacientes, familiares, amigos, profissionais.

1. O início do enigma:
o diagnóstico e suas angústias

Antes do enigma, a ignorância. Um portador de transtorno bipolar só começa a se enredar no enigma quando recebe pela primeira vez o diagnóstico. Isso ocorre, em média, dez anos após as primeiras tentativas de tratamento. Antes disso, pode receber os mais variados diagnósticos, como dependência de drogas, obesidade, problemas de caráter e de personalidade, transtorno do pânico, sendo o mais comum, com certeza, a depressão. No caso, depressão unipolar. Aqui surge a primeira dúvida crucial: por que depressão unipolar é diferente da depressão no transtorno bipolar? Vamos reservar o Capítulo 3 para discutir esse assunto.

Voltemos ao paciente que acabou de receber o diagnóstico. Neste momento se pergunta: "O que é isso?", e vagas lembranças de uma doença mental, talvez associada a internações psiquiátricas, podem surgir. Alguns pacientes talvez conheçam amigos ou parentes com o diagnóstico firmado, e nesses casos costumam imaginar que se trata de uma doença cujo tratamento significa tomar remédio a vida toda. Muitas vezes, a ignorância é total: nada surge na memória, e inicia-se a angústia de ter algo que desconhece. Em qualquer uma das situações, a orientação inicial é crucial, principalmente por parte de um profissional de saúde. Aqui surge outro problema: poucos são os profissionais de saúde que conhecem suficientemente o problema para conseguir dar uma orientação adequada e diminuir a angústia do diagnóstico. Essa é uma das principais razões para o atraso no diagnóstico correto.

Qual deveria ser, portanto, a orientação correta? Uma sugestão breve seria constatar que:

1) é uma doença;
2) tem sinais e sintomas que podem variar muito de um momento para outro, num mesmo paciente, ou ter muitas diferenças de uma pessoa para outra;
3) é muito comum;
4) é crônica, ou seja, não tem "cura";
5) tem causas biológicas (genéticas e outras) associadas a fatores ambientais;
6) está associada a mais mortalidade, mais prejuízos, como faltas no emprego, dificuldade em manter a produtividade no trabalho e problemas de relacionamento interpessoal e familiar;
7) as pessoas afetadas não têm controle pleno do que pensam ou falam durante os períodos de manifestação da doença;
8) o tratamento medicamentoso é fundamental e complexo, pois exige duas estratégias distintas: a profilaxia (prevenção) e o tratamento dos sintomas agudos;
9) o tratamento psicológico é fundamental para uma boa evolução no longo prazo;
10) a ausência de tratamento ou o tratamento irregular podem levar a conseqüências mais funestas, principalmente no longo prazo;
11) por fim, o tratamento adequado pode trazer uma vida praticamente normal, principalmente se for introduzido de maneira correta nas fases iniciais da doença.

Após receber essas orientações, o paciente muitas vezes fica chocado, pois parece ter recebido uma sentença de morte, ou, pior, de que viverá de maneira horrível, com muitos remédios, efeitos colaterais, estigmas e preconceitos, uma vida fadada à infelicidade e insucesso. É curioso o fato de que a maioria das pessoas não presta atenção à última orientação, que é a mais positiva; elas só conseguem enxergar os problemas. Diante desse panorama, a reação mais freqüente é duvidar da palavra do médico ou do profissional que forneceu o diagnóstico.

É muito comum os pacientes, ou familiares, procurarem outros médicos, outras terapias ditas "alternativas", na esperança de terem recebido o diagnóstico errado. Também é muito comum questionar cada um desses onze itens. E, a cada explicação dada, os pacientes e familiares acabam recebendo, de outras fontes, informações muitas vezes contraditórias, o que alimenta um clima de confusão e insegurança. O fato é que, como qualquer área da ciência, o conhecimento sobre o transtorno bipolar não é um conjunto coerente, claro e límpido, mas uma colcha de retalhos composta de informações quase sempre contraditórias, que impedem uma visão clara do todo.

Para que os pacientes e familiares possam compreender e aceitar o transtorno bipolar e enfrentá-lo da melhor maneira possível, é necessário digerir tais informações, entender e perceber nuanças, questionar preconceitos fortemente estabelecidos, mas tudo isso leva muito tempo – tempo este que os pacientes e/ou familiares comumente não querem esperar; muitas vezes também não querem acreditar na eficácia do tratamento. Portanto, a angústia causada pelo diagnóstico não se restringe ao momento da sua primeira constatação; é um processo de descobertas e desconfianças, com momentos de aceitação do diagnóstico e de sua negação, com uma evolução instável, momentos de melhora e piora, bem típicos da doença.

A verdade é que, quanto mais cedo e mais profundamente o paciente e seus familiares entenderem o transtorno bipolar, maior é a chance de se conseguir controlar a doença e minimizar suas conseqüências. O segredo é a educação, contínua e intensa, e para isso cada um dos tópicos citados na orientação será discutido nos próximos capítulos.

Transtorno bipolar:
a doença da instabilidade

Antes de mais nada, é importante uma breve discussão sobre o conceito de "doença em geral" e "doença mental". Se alguém recebe o diagnóstico médico de doença mental, emerge imediatamente uma série de preconceitos associados a essa condição: incurabilidade, desfiguramento da personalidade, incapacidade total e absoluta, isolamento forçado da sociedade, perda total da liberdade e do livre-arbítrio.

Essa imagem é tão arraigada na nossa cultura que pode ser exemplificada pelo modo estereotipado como a televisão retrata, principalmente nas novelas, os acometidos pela doença mental. Os personagens que acabam sofrendo de uma doença mental podem ser divididos, de forma geral, em dois tipos: do primeiro grupo fariam parte os loucos "de pedra", que nascem ou sempre foram assim. Em geral são "bonzinhos" e podem ter algumas percepções inteligentes (ou até geniais) ocasionais; os do segundo tipo são os personagens vilões, malvados. Estes podem ter três destinos padronizados: ou admitem a culpa e se retratam, recebendo o perdão; ou são presos; ou, quando a maldade é excessiva, ficam loucos e são trancados em manicômios "pelo resto da vida".

Fica claro, por esse padrão, que o pior castigo possível é ter uma doença mental. A loucura acaba sendo o castigo máximo e irreversível, e deixa a idéia de que a pessoa louca seria em princípio uma pessoa perversa, que mereceria o castigo de estar louco. A imagem do louco como alguém desprezível faz a maioria das pessoas reagir de maneira exaltada, e até raivosa, quando se sugere consultar um psiquiatra. A resposta mais comum é: "Eu, ir ao psiquiatra? Eu não sou louco!" Portanto, quando uma pessoa recebe a "tarja" de doente mental, a primeira reação é rejeitar, negar essa condição.

O transtorno bipolar é uma doença. Muitos pacientes e familiares, entretanto, por não aceitarem facilmente o que vem dos médicos, podem questionar o *status* de doença do transtorno bipolar. Afinal, o paciente apresenta reações exacerbadas comuns, que qualquer pessoa normal pode ter. Qualquer um pode reagir com raiva diante de uma frustração ou de uma injustiça, porém o paciente bipolar pode se deprimir ou ficar agressivo. Qualquer um já teve o seu dia de gastar um pouco mais de dinheiro, ou de ficar amuado por ter recebido uma notícia ruim, mas o paciente bipolar gasta demais, ou fica de cama. Como, então, reações exacerbadas podem distinguir uma pessoa normal de uma pessoa com transtorno bipolar? Não seria apenas uma reação peculiar de cada indivíduo, uma reação puramente psicológica, sem resultar de alguma lesão ou falha no funcionamento cerebral?

Muitas evidências científicas indicam o caráter de doença do transtorno bipolar. Esse fato atualmente não é questionado por nenhum profissional da área, tanto que é reconhecido como doença pela Organização Mundial da Saúde (OMS). Para ser uma doença, precisa ter causas orgânicas bem estabelecidas, ter o conhecimento de sua evolução no tempo e de como o problema ocorre no corpo, e ter tratamentos que possam solucionar o problema constatado. Causas possíveis estão em pesquisa, como os aspectos genéticos e familiares; várias alterações no funcionamento do cérebro e no resto do corpo já foram descritas; vários tratamentos com eficácia comprovada (ao menos parcialmente) estão em uso, o que ajuda a melhorar a vida da maioria dos pacientes bipolares.

Entretanto, ainda falta muito a ser descoberto e compreendido. Se não há dúvida de que o transtorno bipolar é uma doença, a maior dificuldade é definir quais são os limites dela, a fim de que se possa separar quem tem de quem não a tem. Esses limites dependem de avaliações clínicas feitas por médicos, uma vez que não há ainda exames laboratoriais que possam dar o diagnóstico definitivo de transtorno bipolar. Essas avaliações clínicas se baseiam nos sintomas e sinais que os pacientes apresentam aos médicos, e que serão descritos em detalhes a seguir, neste capítulo, em "As faces do transtorno bipolar".

A principal característica dessa doença é a instabilidade, geralmente de várias funções cerebrais ou de outras funções do corpo, que pode ser percebida no humor e variar de uma tristeza profunda a uma alegria excessiva, ou no humor ansioso ou irritável excessivo, e se tornar apatia. Pode ocorrer instabilidade no funcionamento do cérebro, tanto para armazenar informações (memória), como no controle da atenção (distração excessiva). Os tipos de pensamento podem variar de um pessimismo exagerado até um otimismo incontrolável. A velocidade do pensamento pode ficar aumentada ou diminuída. Variações no sono e no apetite, tanto para excesso como para falta, são comuns. Até sistemas hormonais podem ficar desorganizados, refletindo um ritmo biológico caótico ou cíclico, trocando-se o dia pela noite. A energia se altera para um aumento excessivo, ou uma diminuição preocupante. A capacidade de sentir prazer, idem.

O mais curioso é que a mudança pode ocorrer em poucas horas, ou em poucos dias, ou às vezes levar semanas, meses ou anos. Portanto, existem pacientes que são bipolares e ficam anos em um mesmo estado, que é geralmente depressivo. Nesses casos, ao se examinar um momento qualquer da vida desse paciente, a impressão que se tem é de que não existe instabilidade, embora ela possa ter ocorrido no passado ou simplesmente ter sido representada por apenas uma única mudança, do estado normal para o depressivo.

Se a instabilidade é a característica central do transtorno bipolar, as pessoas deveriam, então, ser totalmente estáveis? Uma pessoa, para ser normal, não poderia sentir nem tristeza nem alegria? Essa pergunta leva a uma reflexão interessante. O corpo humano possui sistemas de controle que impedem que as várias funções fiquem excessivamente fora de parâmetros mínimos, como horas de sono, ou níveis de atividade física e mental. Uma variabilidade é fundamental para o ser humano poder se adaptar a situações ambientais que mudam com freqüência e que exigem dormir menos, como não dormir em situações de guerra ou participar de bailes e festas, para depois compensar o sono que faltava. O apetite, a energia para as atividades, a percepção do prazer, para tudo há limites, a fim de que haja uma boa adaptação de acordo com as mudanças do ambiente.

O paciente com transtorno bipolar acaba não tendo esses sistemas de controle funcionando corretamente, fato que lhe permite escapes cada vez mais intensos, gerando descontroles que acabam desorganizando outros sistemas de funções corporais, como um dominó. As pessoas consideradas normais teriam pequenas variações nas funções corporais, que se adaptam às exigências do ambiente, enquanto os pacientes bipolares apresentam grandes variações, que se tornam incompatíveis com os acontecimentos externos. Portanto, é completamente normal sentir alegria e tristeza, desde que se apliquem a momentos adequados, na intensidade compatível. Os pacientes com transtorno bipolar podem até ter funções adequadas, mas, quanto mais funções estiverem desorganizadas, mais grave e mais complexo fica o quadro clínico. As principais áreas de funcionamento que ficam desorganizadas no paciente bipolar são:

- controle dos ritmos biológicos, na forma do controle do sono, do apetite, da atividade, de acordo com a hora do dia, ou da fase do mês, ou das estações do ano;
- controle dos processos de pensamento e raciocínio, tanto nos conteúdos de pessimismo a otimismo, de desesperança a excesso de esperança, de alta criatividade a ausência de criatividade, como na velocidade dos pensamentos, rápidos ou lentos demais;
- controle dos processos de seleção e armazenamento de informações, na forma de maior ou menor interesse nos fatos que acontecem no ambiente, com conseqüente ineficiência da memória, por não ter conseguido prestar atenção para guardar as informações;
- controle do nível de energia, com aumento ou diminuição da energia para as atividades em geral;

- controle dos desejos e das vontades, que podem ficar aumentados para certas atividades prazerosas, ou diminuídos;
- controle dos humores, principalmente dos pólos depressivos e eufóricos, mas também em relação à ansiedade e irritabilidade.

É possível que os diferentes pacientes bipolares tenham descontroles em distintas áreas de funcionamento, o que pode explicar, portanto, por que alguns deles são tão diferentes em alguns aspectos em comparação a outros.

Para entender e visualizar melhor o que é o transtorno bipolar, a próxima seção apresentará com minúcias os sintomas dessa doença.

As faces do transtorno bipolar

Existem dois nomes que são utilizados atualmente: transtorno afetivo bipolar, que é o oficial, e transtorno bipolar do humor, considerado atualmente o mais correto.

Essa diferença de nomes ocorre por causa dos conceitos de afeto e humor, que não são idênticos tecnicamente. De maneira simples, *afetos* se referem às emoções que surgem rapidamente diante de uma alteração de uma situação de vida imediata, como sentir alegria quando se ganha um presente, tristeza quando se sabe que foi mal numa prova, irritação quando algo dá errado ou medo quando alguma dor surge de repente, junto com a idéia de poder ser uma doença grave. Já *humores* se referem a estados emocionais mais prolongados, que duram horas, dias ou semanas, e podem influenciar a forma de pensar e agir de uma pessoa.

Um exemplo seria o humor depressivo, quando uma pessoa acorda vários dias seguidos meio triste, sentindo sempre uma tristeza como pano de fundo, tornando sua auto-avaliação mais negativa e crítica, ou achando que os colegas ou familiares o estão avaliando de modo mais negativo, depreciativo.

Neste livro, vamos utilizar apenas o termo "transtorno bipolar".

Quadro 1 | **Afetos e humores**

Afeto	Humor
Emoção de curta duração (minutos a horas)	Estado emocional (dias, semanas)
Reação imediata a situações de vida	Predisposição emocional, que influencia a percepção das experiências de vida

O conceito de "transtorno bipolar" é centrado nas alterações do humor, sendo um pólo da doença o humor depressivo, e outro pólo o humor eufórico. Entretanto, não é só o humor que fica alterado no transtorno bipolar. Muitas outras funções cerebrais e extracerebrais também ficam alteradas, como as relacionadas aos ritmos biológicos (sono, apetite), ao controle dos movimentos do corpo (com predomínio de agitação ou lentidão do corpo), das funções de memória e de concentração mental, da impulsividade e dos desejos e das vontades, inclusive do prazer, tanto das pequenas coisas da vida (cuidar da casa, *hobbies*) como do prazer sexual.

O transtorno bipolar seria mais bem compreendido como a doença das instabilidades, em que uma das instabilidades mais visíveis é a do humor.

Quadro 2 | **Alterações do transtorno bipolar**

Principais funções alteradas no transtorno bipolar	Alterações observáveis (exemplos)
Ritmos biológicos	Sono, apetite, hormônios
Atividade motora corporal	Corpo agitado/corpo lento
Atividade cognitiva	Atenção, concentração, memória, exageros dos pensamentos (pessimismo ou otimismo excessivo)
Controle dos desejos e das vontades	Excessos (impulsividade, agressividade) ou falta de vontade (desânimo, perda do prazer)
Humor	Tristeza, euforia, irritabilidade, ansiedade

Por ser uma doença das instabilidades, a caracterização do transtorno bipolar só poderia ser complexa e confusa. Um aspecto muito bem descrito e sistematizado é a definição das crises, fases ou "episódios" de humor, quando muitos sintomas surgem, definindo um quadro característico.

Outro aspecto que vem sendo estudado e descrito com mais detalhes recentemente são as características que aparecem entre as crises, como temperamentos do tipo irritável, hiperativo, depressivo, impulsivo, e as conseqüências no cotidiano desse modo de ser mais instável, como dificuldades de relacionamento, dificuldades de se manter em um emprego ou manter amizades duradouras.

Em termos de episódios, o transtorno bipolar pode ser considerado uma doença depressiva, pois a maioria dos pacientes passa grande parte de sua vida deprimida.

Outros tipos de episódios, como a mania, a hipomania e os estados mistos, têm definições bem estabelecidas, e serão comentados mais adiante neste capítulo.

Existem, porém, formas mais leves desses episódios, que se misturam com características mais habituais da própria pessoa, parecendo fazer parte de uma estrutura de base, de um temperamento, que já se manifesta na infância ou na adolescência, e se confunde com um "jeito de ser" mais complicado.

Essas formas mais leves serão discutidas no Capítulo 4.

DEPRESSÃO

A palavra "depressão" traz à memória fases ruins da vida – o que pode acontecer com qualquer pessoa em determinados momentos.

Alguns indivíduos podem usar o termo de modo abrangente, ao fazer uma analogia com as depressões econômicas, quando tudo vai mal para todos. Outros usam a palavra "depressão" como sinônimo de tristeza, desespero ou angústia. Para a maioria, a depressão seria um momento ruim, em que os problemas surgem fora de nós e afetam a nossa vida, e a única saída é reagir, lutar, enfrentar.

A depressão poderia surgir, por exemplo, após a perda de um emprego, após uma desilusão amorosa, ou numa fase da vida altamente estressante por causa do trabalho ou dos problemas familiares. O que poucos imaginam é que a depressão é muito mais que as fases ruins que acompanham os problemas da vida; ela é um grande problema de saúde. Para piorar, as pessoas deprimidas não têm capacidade de controlar quando e como a depressão aparece, e poucas têm condições de, sozinhas, enfrentar e superar esse mal.

A depressão deve ser encarada como uma doença, um problema de saúde que afeta não só o cérebro e o estado psicológico, mas também quase todo o organismo.

Não é fácil assimilar o conceito de "depressão-doença" pois a idéia geral de doença é de algo que causa dor, ferida, febre, um problema nos intestinos ou nos rins. A depressão tem um lado psicológico, mas vai além, afeta várias funções do corpo, e essas alterações passam despercebidas ou são menosprezadas pela maioria dos que são acometidos por ela. A depressão afeta também a forma de pensar, de agir e de ser.

Quadro 3 | **Depressão e seus sintomas**

Sintomas de depressão
Tristeza
Perda do prazer
Fadiga, cansaço e desânimo
Distúrbios do sono
Distúrbios do apetite
Distúrbios de concentração e de memória
Pensamentos negativos, de suicídio e de morte
Distúrbios do movimento do corpo: lentidão ou agitação corporal
Sintomas não específicos: ansiedade, insegurança e medo, dores no corpo, sensação de solidão, sensação de insuficiência do funcionamento de forma geral

Dada a importância que a depressão tem, os sintomas depressivos serão descritos em detalhes a seguir.

SINTOMAS DA DEPRESSÃO

Tristeza

A tristeza é uma emoção que acompanha a maioria das situações de perda ou frustração, como a morte de um ente querido, a perda de bens, de emprego, de um relacionamento amoroso. É uma emoção difícil de descrever, apesar de ser uma experiência universal.

Todas as pessoas já sentiram tristeza em algum momento da vida. Em geral é uma emoção vivida de maneira negativa, desagradável, algo que não desejamos que se repita. Alguns podem buscar a tristeza como uma forma de se valorizar, como se ela lhes permitisse uma experiência de vida mais profunda, mais densa. Mesmo nesse caso, a tristeza não é sentida como algo que gere prazer ou satisfação; normalmente é vivida como um peso, um fardo necessário.

Se é uma emoção que desagrada, por que ela existe? Se é universal, deve haver alguma razão, alguma função para essa emoção.

A tristeza parece servir, numa primeira avaliação, como um sentimento ruim que estimularia o indivíduo a evitar situações desagradáveis no futuro, quando possível. Se um aluno tira uma nota baixa na escola, a tristeza o levaria a reavaliar sua forma de estudo, a fim de que evite receber de novo uma nota baixa. O mesmo valeria para um vendedor que não atinge a meta de vendas, ou uma cozinheira cuja receita não funcionou como o esperado.

Ao sentir tristeza, as pessoas se isolam um pouco do mundo externo para refletir sobre como a situação desagradável começou, aconteceu, e como se deveria proceder para aquilo não acontecer de novo. De certa maneira, a tristeza ajudaria no processo de amadurecimento, preparando cada um para enfrentar melhor uma vida que é, por natureza, repleta de perdas e frustrações.

Ela pode ocorrer no dia-a-dia, como resultado de algo ruim que aconteceu, ou quando lembranças de fatos passados a provocam. Em geral, nesses casos, é de pequena intensidade e de curta duração.

Algumas vezes pode ocorrer como uma tendência de o indivíduo se sentir triste, como se já acordasse assim, e permanecesse com a tristeza na maior parte do dia. Esse estado mais insistente de tristeza pode ser chamado de *humor depressivo*, e contamina a percepção do que vai acontecendo naquele período.

Uma situação habitual do cotidiano, como ver uma criança pedindo esmola na esquina, pode ser percebida de maneira mais triste e angustiante se o indivíduo estiver com o humor depressivo, sendo que, num outro momento, essa mesma situação poderia gerar indiferença, ou até raiva.

O humor depressivo ocorre em geral após um evento intensamente frustrante ou uma perda significativa, como o término de um namoro ou a perda de um emprego, podendo durar alguns dias. Às vezes, pode estar associado a um mal-estar físico, como um resfriado, ou com a fase pré-menstrual de algumas mulheres, ocasião em que a tristeza fica mais intensa. Muitas vezes pode vir com sensações físicas, como inquietação, ansiedade, vontade de chorar, e até chegar ao desespero, com a sensação de pressão ou peso no peito, o que pode ser chamado também de angústia.

Muitas outras emoções e experiências podem acompanhar a tristeza. É provável que uma pessoa que se sente solitária quase sempre se sinta triste, principalmente se não deseja estar só. Outra que vive momentos de insegurança, na expectativa de que coisas ruins possam ocorrer no futuro próximo, como não conseguir saldar dívidas ou achar que o relacionamento afetivo está acabando, dificilmente não vai sentir tristeza.

Situações que geram raiva, como ser criticado injustamente ou ser assaltado, também podem trazer, logo depois, esse sentimento.

Quando uma pessoa reconhece que fez algo errado e assume a culpa, pode sentir tristeza. Outras vezes, a própria memória pode gerá-la, como a saudade da terra natal, ou de uma pessoa querida.

A vida é repleta de dificuldades, obstáculos e complicações, o que favorece o surgimento desse sentimento.

Quando, então, a tristeza deixa de ser algo que faz parte da vida, e passa a ser um problema de saúde?

Tristeza "normal" e "patológica"

Até que ponto a tristeza pode ser considerada normal, e quando passa a ser doentia, ou seja, a fazer parte da depressão?

Um critério pode ser o tempo que ela dura. Pode-se considerar uma tristeza preocupante se ela durar a maior parte do dia, ou se ocorrer na maioria dos dias.

A intensidade da tristeza não é um critério muito preciso, pois cada um tem a sua medida de tristeza, que pode ser intensa para um e não ser perceptível para outro. Além disso, ela pode variar de acordo com o momento do dia, podendo, assim, distorcer a percepção de intensidade.

Uma pessoa que recebe uma notícia ruim pode sentir uma tristeza profunda, que dura alguns minutos, e se lembrar de ter tido um dia muito triste. Já outra, que sente tristeza moderada todos os dias, quase o tempo todo, pode considerar esse dia normal, igual ao anterior ou ao da semana passada, em que também estava triste, minimizando a intensidade da tristeza. Porém, quando acontece de a pessoa ficar chorando, freqüentemente, por motivos que não se justificam, ou quando sente uma angústia, numa intensidade difícil de ser tolerada, algo que claramente afete seu dia-a-dia, essa tristeza pode ser considerada excessiva.

As pessoas têm mais dificuldade para diferenciar uma tristeza normal de uma tristeza patológica (da depressão) quando ela surge após um evento justificável: perda de um ente querido, ficar desempregado ou até ter o carro roubado, o que poderia justificar plenamente uma tristeza mais intensa e duradoura.

Embora esse tipo de situação acabe gerando tristeza na maioria das pessoas, ela costuma ser de pequena intensidade e duração, e não provoca problemas como prejuízo no desempenho no trabalho, na escola ou nas atividades do dia-a-dia. Se o indivíduo admitir que essa tristeza está interferindo na sua vida, provavelmente se trata de uma tristeza patológica.

Muitas vezes, a pessoa que sofre de tristeza patológica justifica-a com a sua situação de vida. Pode justificá-la com argumentos como o desemprego, a solidão, as dificuldades financeiras ou a incompreensão de pessoas importantes, como o cônjuge, o filho, ou o patrão. E, na maior parte das vezes, quem ouve esses argumentos acaba por concordar.

O que essa pessoa triste não percebe é que outros que passam pelas mesmas situações podem não reagir de maneira tão triste ou angustiada, e que várias dessas situações podem ser conseqüência e não causa da tristeza.

Uma pessoa muito triste pode afastar outras, fato que causa sua solidão, a qual gera mais tristeza e cria um círculo vicioso.

Outra forma de avaliar se uma tristeza pode ser patológica é tentar comparar o momento de vida com outros momentos tão difíceis quanto, ou mais, e verificar se a tristeza é parecida. Se for bem mais intensa ou se incomodar muito mais, então provavelmente estaremos diante da tristeza patológica.

Por exemplo, uma pessoa que perde o emprego poderá sentir uma tristeza muito mais intensa do que nas outras vezes em que também perdeu o emprego. É óbvio que uma situação de vida não é igual à outra, mas pode ser um parâmetro de comparação útil.

Quadro 4 | **Tristeza normal ou patológica**

	Tristeza normal	Tristeza patológica
Duração	Breve	Prolongada
Intensidade e prejuízo	Leve e sem prejuízo	Forte e com prejuízo nas atividades habituais
Qualidade da tristeza	Comparável com as experiências de vida anteriores	Muito maior e diferente das experiências anteriores

Perda do prazer

O prazer é nosso principal motor para estimular o desejo de viver. Quando se faz algo com prazer, sente-se que a vida vale a pena. Uma atividade ou ato que cause prazer certamente vai nos levar a ter vontade de repetir a experiência, por ter sido muito boa.

Muitas atividades estão associadas ao prazer, como o próprio trabalho, cozinhar um prato gostoso, cuidar de plantas, beber cerveja com os amigos. E algumas, em especial, estão fortemente ligadas ao prazer, como o sexo de boa qualidade.

O prazer pode ser obtido também de forma indireta e inadequada, por meio do uso de drogas, como a cocaína e a morfina.

Todos nós já sentimos prazer em algumas atividades ou situações, e é o que tempera e garante o gosto de viver. A perda da capacidade de sentir prazer é uma característica primordial da depressão. Também pode ser chamada tecnicamente de *anedonia*. Em alguns, a perda do prazer pode ser total, ou seja, mesmo se a melhor coisa do mundo acontecesse a alguém que perdeu totalmente o prazer, ela não ficaria feliz. Seria como ganhar na loteria e não sentir alegria ou satisfação.

A perda total do prazer é rara, mas pode aparecer em pessoas com depressão intensa. A perda da capacidade de sentir prazer, na depressão, costuma ser parcial, ou seja, algumas coisas que davam prazer deixam de dar, enquanto outras podem manter esse poder. Um exemplo disso seria a perda do prazer em sair com os amigos, em se interessar por jogos de computador, mas continuar a ter prazer em trabalhar e em ter relações sexuais. Nesse caso, o indivíduo justifica a perda do interesse com argumentos racionais, como falta de tempo.

O importante é que se perceba que existe uma perda de interesse em coisas que antes eram interessantes, e que ao mesmo tempo se sente pouca ou nenhuma disponibilidade para descobrir novas atividades que possam devolver esse prazer. É como se a pessoa ficasse meio "anestesiada", como se a vida perdesse um pouco a graça. Alguns descrevem essa perda da capacidade de ter prazer como se fosse uma percepção de que a vida ficou descolorida, cinza, de que nada tem sentido. Para quem tinha paixão por futebol, ir ao futebol parece ser um fardo, uma obrigação. Se isso estiver acontecendo, é provável que seja um dos sintomas de depressão.

Fadiga, cansaço e desânimo

Pode haver depressão sem tristeza, sem sentir que a vida ficou sem graça, mas é difícil não sentir pelo menos um pouco de desânimo, que pode ser descrito também como cansaço. É como se o corpo estivesse muito pesado, como se as pernas ou os braços pesassem toneladas.

Muitas vezes esse cansaço pode se refletir em dores pelo corpo, como dores nas costas, nos ombros, nas pernas, na cabeça. Pode faltar ânimo para trabalhar. Mesmo as obrigações que eram fáceis de fazer passam a ser encaradas como coisas quase impossíveis de serem executadas. O corpo parece sem forças; qualquer tarefa parece ser grande demais; a pessoa sente-se menos capacitada, como se perdesse muito da sua energia. E essa percepção de incapacidade leva a sentimentos de insegurança e culpa, podendo novamente gerar um círculo vicioso, aprofundando sentimentos negativos e desgastando a auto-estima cada vez mais.

Inúmeras vezes, essa fadiga pode não ser tão intensa, tomando apenas característica de um fardo, como se a pessoa fosse trabalhar carregando um piano nas costas. Alguns conseguem lutar contra essa fadiga e continuar trabalhando, cumprindo suas atividades, mas acabam o dia moídos, sem vontade para nada.

Distúrbios do sono

É muito comum os deprimidos terem como queixa principal problemas com o sono, como se ele fosse a origem de todos os seus males. O distúrbio do sono mais incômodo é sua ausência, ou insônia, que geralmente é encarado por muitos como uma situação desgastante, desagradável, e associado a um dia seguinte de muito mal-estar, cansaço, desgaste e ineficiência.

A insônia pode ser:

- inicial: quando é difícil pegar no sono;
- intermediária ou intermitente: quando se acorda várias vezes durante a noite e, mesmo que se volte a dormir, o paciente sente que a qualidade do sono é sofrível, e acorda muito cansado;
- final ou terminal: quando se acorda muito cedo e não se consegue dormir mais, muitas vezes passando a madrugada ruminando pensamentos negativos e pessimistas.

Vários pacientes relatam que não conseguem dormir por muitas noites seguidas, ou que não conseguem dormir nem um minuto a noite toda. O mais provável é que esses pacientes supervalorizem a insônia, ou seja, podem dormir algumas horas, mas sentem que a qualidade do sono é tão ruim que afirmam não ter dormido nada. Isso não minimiza o valor da insônia, o importante é se o sono é adequado, repousante e de boa qualidade.

Existem também pacientes com depressão que podem apresentar, em vez de insônia, excesso de sono, ou hipersônia. Dormem mais de dez horas por dia, e às vezes dormem finais de semana inteiros. Muitas vezes, usam o sono como um refúgio, uma fuga dos problemas, como o único momento de alívio para os seus tormentos. Outros se queixam do sono excessivo, que os impede de trabalhar e cumprir compromissos, tendo até mesmo sonolência durante o dia, ainda que tenham dormido bastante à noite.

Os distúrbios do sono são muito freqüentes na depressão e são uma prova da desorganização dos sistemas neurológicos que controlam os ritmos biológicos do ser humano. É como se o corpo possuísse alguns órgãos nervosos que funcionassem como um relógio, definindo a hora de dormir, comer, ficar mais ativo, descansar, e esse relógio estivesse desregulado em virtude da depressão.

Distúrbios do apetite

Algumas pessoas, quando sofrem de estresse intenso, perdem a fome por alguns dias. Outras, quando sofrem de estresse mais leve, que dura semanas ou meses, podem comer demais, principalmente doces, massas e outros carboidratos.

Na depressão, essas reações podem ser observadas algumas vezes de maneira tão intensa que o paciente apresenta emagrecimento visível, ou, ao contrário, obesidade.

Quando a depressão é acompanhada de perda de peso, geralmente o paciente apresenta essa característica em todos os episódios. Já o contrário nem sempre é verdadeiro; algumas pessoas, quando estão com uma depressão não muito intensa, apresentam aumento de apetite, e, quando a depressão aumenta de intensidade, podem sentir falta de apetite.

Quando existe perda de peso, a pessoa deprimida costuma se preocupar muito, pois pode pensar que está com alguma doença grave, como câncer ou Aids. Já no caso das pessoas com aumento de peso, a preocupação também existe, mas está diretamente associada à sua aparência pessoal, pois, com as exigências estéticas atuais, qualquer aumento de peso pode causar grande estrago à auto-estima.

Distúrbios de concentração e de memória

Os indivíduos com depressão possuem quase sempre algum problema de concentração. Apresentam dificuldade para prestar atenção no trabalho, em alguma leitura ou estudo, precisam ler um mesmo parágrafo várias vezes e, mesmo assim, não conseguem guardar o que leram. Isso pode aparecer no dia-a-dia como baixo rendimento em qualquer atividade.

Muitas vezes a pessoa não percebe essa dificuldade em se concentrar; apenas percebe que o trabalho não rende, ou que nada que faz dá certo. O que pode aparecer com bastante clareza é uma memória ineficiente, que alguns podem chamar de perda de memória. Ela percebe que esquece com muita freqüência onde deixou as coisas, o que ia fazer naquela hora, esquece compromissos e o que iria dizer.

Em geral, esses esquecimentos são falhas para acessar a memória, como se fosse um computador que não funcionasse direito, não conseguisse pegar o que está guardado na sua memória, na hora certa. O que está guardado não está perdido, só não é usado de forma correta. Podem se lembrar do que iam fazer ou dizer alguns minutos depois, ou seja, não perderam a informação, portanto, não perderam a memória.

Isso é importante, uma vez que as pessoas deprimidas podem achar que estão ficando velhas, ineficientes, ou mesmo "caducando". Entretanto, esses problemas de memória e concentração normalmente revertem com um tratamento adequado.

Pensamentos negativos, de suicídio e de morte

Pensamentos negativos são aqueles que induzem uma pessoa a sentir-se mal, insegura, prejudicando a auto-estima, diminuindo a esperança de que os problemas possam ter solução, fazendo-a acreditar que ela é a culpada pelas dificuldades e pelos problemas. A avaliação de toda e qualquer situação sempre é para pior, e o pessimismo é a base da maioria dos pensamentos.

Alguns tipos de pensamentos negativos podem ser divididos em:

- pensamentos pessimistas: qualquer coisa que fizer vai dar errado; sempre vai acontecer o pior;
- pensamentos de culpa: todos os problemas são por sua culpa; ela não estaria nessa situação ruim se tivesse tomado cuidado ou se esforçado mais; ela é culpada pelos problemas dos outros, dos familiares e do seu trabalho;
- pensamentos de baixa auto-estima: é uma inútil; tudo que fez não vale nada; só atrapalha; é um estorvo.
- pensamentos de desesperança: não tem esperança de que as coisas possam melhorar, não consegue imaginar um futuro, fica ansiosa ou desesperada pela falta de perspectiva;
- pensamentos de morte e suicídio: a vida não vale a pena ser vivida; começa a desejar a própria morte a ponto de começar a planejar o suicídio, ou fazer tentativas repetidas de se matar, ou se envolver em atividades com alto potencial de acidentes, como dirigir embriagado. Pode desejar não acordar no dia seguinte, ter vontade de largar tudo, fugir para longe, deixando tudo para trás.

Esses pensamentos surgem naturalmente, mesmo quando a pessoa não quer pensar neles. Ela fica horas se remoendo, sem conseguir se desligar deles.

Todos esses pensamentos podem influir em suas decisões, fazendo a pessoa desistir de planos e projetos, de forma que fique cada vez mais insegura e com a sensação de maior incapacidade. Assim, passa a perder posições no trabalho, mostra insegurança à família e aos amigos, e cria uma situação em que também passa a ser malvista por todos a sua volta, confirmando, conseqüentemente, a impressão depressiva inicial de que era uma pessoa incapaz que não prestava para nada. Assim, fecha-se novamente o círculo vicioso, fazendo o indivíduo entrar cada vez mais fundo no pessimismo e na desesperança.

Distúrbios do movimento do corpo: lentidão ou agitação corporal

Ao pensar em uma pessoa deprimida, quase sempre se imagina uma pessoa lenta, devagar, que não tem iniciativa. O pensamento é lento, a fala é lenta, tudo fica lento. Até a percepção da passagem do tempo fica prejudicada; o tempo parece demorar para passar. O contrário também pode acontecer, principalmente quando existe um nível de ansiedade bem alto. A pessoa deprimida pode ser muito agitada, sem conseguir ficar parada, e por causa disso não conseguir fazer nada. É uma sensação de mal-estar, como se houvesse algo ruim no corpo, que faz a pessoa sentir necessidade de ficar se mexendo continuamente. Não consegue ficar sentada nem prestando atenção em nada por muito tempo, nada está bom, em nenhum lugar se sente confortável.

Ansiedade

A ansiedade é um dos sintomas mais onipresentes na depressão; ocorre em mais de 90% dos pacientes deprimidos, independentemente do tipo de depressão. Pode ser caracterizada por sintomas físicos e sintomas psicológicos.

Os sintomas físicos da ansiedade podem ser, por exemplo, aumento do batimento cardíaco, falta de ar ou sensação de estar sufocando, inquietação, tremores, suor frio, calafrios ou ondas de calor, tonturas variadas, desde a sensação de tudo girar ou de instabilidade para andar, até a sensação de andar nas nuvens. Às vezes podem ocorrer ainda diarréia, enjôos ou vômitos.

Os sintomas psicológicos podem ser resumidos em preocupação excessiva, medo, insegurança e sensação de estar sob pressão, ou de sentir que tudo precisava ter sido resolvido ontem. Irritação e explosões de raiva podem acontecer com freqüência.

As pessoas deprimidas podem apresentar um grau tão intenso de ansiedade que ela pode mascarar a depressão, como se criasse uma fachada que escondesse esta. Isso pode confundi-las e confundir quem convive com elas, pois podem aparentar ser apenas ansiosas, ou simplesmente chamadas de "estressadas", o que minimizaria a importância do quadro depressivo. No entanto, quando esse quadro se apresenta nítido, por um tempo relativamente longo ou com muita freqüência, deve-se pesquisar a possibilidade de existir depressão.

Insegurança e medo

A insegurança pode mascarar a depressão, como se a pessoa insegura quisesse fugir das responsabilidades, parecendo uma pessoa fraca e incapaz. Muitas vezes essa postura cria um clima de críticas e cobranças dos familiares e colegas. A insegurança, ou medo, pode fazer as pessoas depressivas evitarem se expor a novas situações, perdendo oportunidades na vida, se fechando num mundo cada vez mais restrito e solitário. Às vezes, a insegurança pode aparecer apenas como isolamento, e deixar o indivíduo mais calado que o normal, ou mais retraído.

Ela pode ser caracterizada por um medo excessivo e anormal de ameaças, que antes eram encaradas de forma mais natural. Pessoas deprimidas podem começar a valorizar o risco de serem assaltadas, de sofrerem acidentes se saírem de carro ou viajarem, ou terem medo de que catástrofes possam ocorrer com pessoas queridas e próximas. Assim, acabam saindo menos de casa, evitando sair à noite, ou deixam de se encontrar com amigos.

Compromissos antes tranqüilos podem se tornar situações temidas, capazes de gerar ansiedade intensa, por exemplo, ir a um cartório para preparar documentações, ir a uma consulta médica ou a alguma reunião com amigos onde encontrem pessoas novas, desconhecidas.

A insegurança mistura-se muito com os pensamentos de baixa auto-estima, servindo para alimentar a idéia de que a pessoa depressiva é realmente inferior.

Dores no corpo

Vários pacientes deprimidos podem apresentar dores no corpo bem marcantes, às vezes sendo a principal queixa dessas pessoas. Geralmente se localizam em lugares pouco específicos, como uma dor de cabeça, dores musculares em diversas partes do corpo, dores nas costas ou no pescoço, dor de estômago, ou mesmo um mal-estar físico geral, uma indisposição sem causa aparente.

É comum procurarem ajuda médica, achando que devem ter algum problema de saúde, e acabarem fazendo inúmeros exames, sem achar algo relevante. Nessas circunstâncias, as pessoas deprimidas acabam sendo desestimuladas a procurar ajuda adequada, pois muitos médicos lhes dão o diagnóstico de que nada têm, e que essas dores são psicológicas, menosprezando o sofrimento de que são vítimas.

As dores, na maior parte das vezes, melhoram bastante com o tratamento da depressão, e, atualmente, várias doenças associadas a dores crônicas têm sido tratadas com medicamentos de efeito antidepressivo com bons resultados, como a fibromialgia, a síndrome da fadiga crônica e outras síndromes de dores crônicas.

É importante notar que as pessoas deprimidas com dores pelo corpo acabam achando algum problema de saúde que explique a origem da dor. Por exemplo, uma pessoa deprimida com dor de estômago pode apresentar ao exame de endoscopia uma gastrite leve. Mas o que em geral ocorre é que essa dor precisará de um tratamento mais complicado e demorado, ou, quando a dor original desaparecer, surgirão dores em outros lugares. Nesse último caso, a pessoa deprimida com dor de estômago e gastrite pode melhorar ao se tratar da gastrite, mas outras dores podem surgir em pouco tempo.

Ineficiência do funcionamento em geral

A pessoa deprimida pode não perceber a própria tristeza, a incapacidade de sentir prazer e perceber os outros sintomas depressivos. Mas se lhe fosse feita a pergunta: "Você sente que alguma coisa não está funcionando bem?", quase sempre o deprimido acaba admitindo que sim, mesmo sem saber definir direito o que não funciona bem. O cansaço, a falta de ânimo, a dificuldade de concentração, a má vontade com a vida, a falta de prazer, tudo misturado pode gerar uma sensação vaga de ineficiência pessoal, ou seja, ele próprio não consegue lidar com seus compromissos e suas necessidades de maneira satisfatória.

Nos casos de depressão leve, essa percepção é bem mais sutil; pode aparecer como uma queixa isolada. Alguém com depressão leve talvez perceba apenas que não consegue se concentrar direito. Com o resto, supostamente, estaria "tudo bem". Outros sintomas como insônia ou falta de apetite poderiam ser menosprezados, ou seja, apesar de ocorrerem, para o indivíduo, têm outras razões, como estresse, dificuldades do cotidiano, o colchão estar velho, ou enjôo pela comida da mãe, e assim por diante.

Sensação de solidão

Algumas pessoas deprimidas queixam-se de se sentir solitárias, ou sozinhas, mesmo quando estão cercadas por quem as quer bem. Às vezes, o indivíduo continua convivendo com os mesmos colegas, a mesma família, mas sente que todos estão se afastando, ou tem vontade de ficar sozinho, mesmo que pessoas íntimas tentem se aproximar. Quando estão sozinhas, sofrem da solidão, mas quando alguém as procura, evitam o encontro, e até mesmo falar ao telefone, com medo de serem desagradáveis ou chatas.

Muitas vezes continuam se relacionando normalmente com todos da sua vida cotidiana, mas têm a impressão de estar fingindo ser uma pessoa normal, pois, no fundo, sentem-se mal, isoladas, incompreendidas, sem apoio. Às vezes, a pessoa deprimida até aceita a idéia de que está se isolando, porém não consegue evitar. Pode se esconder atrás da irritação, chegando à agressividade, tentando se afastar dos outros para não mostrar seu lado ruim.

Muitas pessoas solitárias sentem os sintomas de depressão e justificam a tristeza ou o desânimo como se fossem provenientes da solidão. Idosos, viúvos, pessoas separadas (ou divorciadas), solteiros que vivem longe da família, qualquer um pode se queixar da solidão e achar normal ficar triste e desanimado. Vale lembrar que muitas pessoas nas mesmas condições conseguem se sentir felizes, pois continuam fazendo todas as atividades de que gostam e continuam a manter as relações de amizade, ou acabam criando mais oportunidades de fazê-las.

TIPOS DE DEPRESSÃO

A depressão pode se apresentar de variadas formas. Na maioria que tem depressão, o quadro depressivo muda muito pouco com o tempo, ou seja, se uma pessoa tem uma depressão melancólica, em geral terá outros episódios semelhantes. Um número menor de pessoas pode apresentar tipos diferentes de depressão ao longo da vida, podendo, ocasionalmente, ocorrer uma evolução para episódios cada vez mais graves.

Melancolia: a doença sem causa

Augusto olhou para o relógio e não acreditou que tinha acordado de novo às duas horas da madrugada. Já não conseguia se lembrar quantas vezes acordara de madrugada, e sabia que não teria escolha senão se levantar, pois não conseguiria dormir de novo. A vontade era de ficar na cama, mas a angústia parecia só aumentar, pois não sabia se sofreria mais deitado tentando dormir, ou acordado, solitário na madrugada, antevendo o tormento de pensar o quanto a sua vida perdera o sentido.

Nada poderia amenizar a tortura dos pensamentos pessimistas, nem a televisão nem os romances que sempre adorara, uma vez que não tinha nem disposição nem capacidade de concentração. Ficava diante da televisão ou do livro, sem entender nada, sem conseguir se envolver com nada. Os pensamentos levavam à perspectiva de perder o emprego, em virtude de sua baixa produtividade (era um vendedor considerado um "perdedor" pelo supervisor); voavam para o passado de fracassos, que o levava à culpa de não ser um bom pai, um bom marido, um bom filho, uma boa pessoa. E a culpa aumentava, pois sua esposa reclamava de seu estado, dizendo-lhe que deveria ter alguma doença.

Emagrecia visivelmente, mas nem assim se mexia. Não procurava ajuda médica, não sabia exatamente a razão da sua imobilidade, se era por medo de ter alguma doença incurável, ou de não ter nada, e ser chamado de fraco ou histérico. O rosto do médico falando "Você não tem nada, seu problema é psicológico", o dinheiro gasto em exames, as dívidas, tudo isso era vergonhoso; ele não queria passar por aquilo de novo.

Aquela crise tinha acontecido havia dois anos, mas parecia que surgira em sua mente no dia anterior. Não sabia como nem por que aquela fase de emagrecimento surgira, tampouco como desaparecera; entretanto, desta vez era mais forte, realmente intolerável. Foi ao banheiro, olhou-se no espelho. Face emagrecida, seca, barba por fazer, olhar de peixe morto, sem brilho, a testa franzida, em sinal de preocupação – um rosto angustiado se refletia naquele espelho. Estava doente, mas não sabia o que era. O fato era que o apetite nunca aparecia, nem mesmo para a sua paixão, que era sorvete. Lembrou dos momentos felizes, quando jogava bola com os amigos, e a lembrança apenas o angustiou mais, pois lhe vinha a idéia de que jamais iria viver essa alegria de novo.

O tempo não passava; ainda eram 2h30, a madrugada parecia eterna, o sofrimento, interminável. Uma dor no peito pesada, lancinante, deixava-o inquieto, mas não conseguia sair da cadeira. Olhava para a janela da sala, o seu apartamento era no quinto andar, pular parecia tão simples... Deixar de viver parecia uma solução simplória, até desejável. Por que sofrer mais se viver parecia ser um sofrimento mais do que eterno, além do que poderia ser considerado infinito? Mesmo assim, sentia-se incapaz até de se matar. O tempo estava tão lento, por que tinha de ser tão lento? Ele próprio se sentia lento, talvez pela fraqueza física, pelas noites maldormidas, ou pela fraqueza do espírito mesmo. Quando isso iria terminar?

* * *

Esse momento de Augusto seria apenas um fragmento de um episódio depressivo com características melancólicas. A insônia, a falta de apetite, a lentidão, a incapacidade de sentir prazer, mesmo se a melhor coisa do mundo acontecesse com ele, o pessimismo e a falta de esperança, a culpa excessiva, a baixa auto-estima e as idéias de morte são sintomas que não precisam aparecer todos ao mesmo tempo, ou numa mesma pessoa. O fato é que quem tem uma depressão melancólica parece doente, embora possa não apresentar nada numa avaliação médica geral.

Ainda assim, a procura de ajuda médica deve ser estimulada, pois os médicos das várias especialidades cada vez mais conseguem levantar a hipótese de depressão, e iniciar o tratamento necessário.

Preguiça, sono e aumento de peso: a depressão atípica

Aline acordou com os gritos da mãe ("Vagabunda! Preguiçosa!"), e se virou para o outro lado da cama, irritada. Se acordar era um terror, dormir seria a solução. Não queria enfrentar as cobranças da mãe, do pai, do irmão. Não queria enfrentar a escola, que antes sempre tinha sido seu prazer, e agora apenas servia de pretexto para encontrar os amigos. Mesmo a idéia de encontrá-los já não era suficiente para tirá-la da cama, porque, do jeito que estava gorda, tinha vergonha de se encontrar com eles, principalmente se houvesse pessoas novas para serem apresentadas.

Não queria enfrentar a própria irritação, que achava intolerável; ela não se agüentava. Se pudesse nascer de novo, nasceria uma pedra, para não se irritar consigo mesma. Não queria enfrentar a perspectiva de não ter namorado, de ver que ninguém ligava para ela, de pensar que nunca seria amada por ninguém como deveria, por mais que se esforçasse em tentar ser a melhor pessoa possível. Não queria enfrentar a própria mentira, pois sabia que a irritação afastava as pessoas. Mas o que podia fazer?

Acabou por sair da cama. Foi para a cozinha; o almoço já havia esfriado, mas não importava, estava com muita fome. Enquanto devorava a comida, já começava a pensar na culpa de engordar, de comer daquela forma, de ser desleixada, preguiçosa mesmo, como sua mãe dizia, e, o pior, incapaz de mudar as coisas. Uma enorme vontade de chorar tomou conta dela, enquanto engolia a última garfada.

O corpo doía; a vontade era de voltar para a cama. Dormir era a paz, esquecia de tudo. O telefone tocou e ela desejou ardentemente que fosse alguma amiga convidando-a para uma festa ou para a balada, ou a apresentação de algum potencial namorado, mas o telefone não era para ela. Ficou raivosa, chutou a porta da sala. Sentia-se descontrolada, nervosa, inútil, a pessoa mais inútil do mundo.

Ligou a televisão e ficou pensando: "Graças a Deus não era ninguém me convidando para uma festa, senão teria de ouvir da mãe que só sirvo para ir a festas". Ela se convenceu de que não servia para nada. Uma solidão enorme então a invadiu; teve vontade de comer algo para aliviar a angústia. Estava nervosa de novo, a todo tempo estava assim. Desligou a televisão, uma vez que não estava prestando atenção mesmo. Resolveu telefonar para a melhor amiga, ainda que soubesse que ela já estava cansada de ouvir sempre a mesma coisa. Ninguém atendeu, e ela jogou o telefone longe. Enquanto chorava descontroladamente, começou a pensar: "Onde estão aqueles comprimidos, onde estão? Quero acabar logo com isto!"

* * *

Aline estava sofrendo de depressão, e ninguém nem sequer desconfiara disso, nem ela própria. O julgamento moral turvara a avaliação de todos, pois uma moça que só dormia e comia, ia a festas e se divertia e não conseguia fazer suas obrigações, só poderia ser preguiçosa.

A depressão atípica não lembra em nada uma doença, o que facilita o fato de indivíduos assim acreditarem ser pessoas complicadas, nervosas e descontroladas, sempre procurando aliviar uma carência afetiva sem fim com comida, sono ou diversão.

Drogas ilícitas poderiam ser uma das soluções viáveis. Já o suicídio poderia ser o último passo, e ninguém imaginaria que tudo isso seria evitado se não houvesse o preconceito moral embaçando a visão de todos.

Tudo que sobe, desce... os altos e baixos da depressão bipolar

Era o terceiro psiquiatra que Valéria procurava, e tinha esperança de que, desta vez, acertaria. Recolhera excelentes referências desse médico, mas as duas tentativas anteriores deixavam-na com dois pés atrás.

Os médicos anteriores haviam prometido que a depressão seria curada, ou melhor, "controlada", porque haviam lhe dito que ela não tinha cura.

O psiquiatra foi bastante atencioso, muito educado ao convidá-la para entrar no consultório; deu uma boa impressão. Valéria contou sua história: depressões fortes, que a derrubavam na cama, falta de ânimo para tudo, até para comer, apesar de isso ela achar bom, pois precisava emagrecer. Havia perdido a vontade de ter relações sexuais, o que a preocupava, pois tinha de lidar com as cobranças do marido. As outras crises duravam cerca de dois meses, e tinham surgido uma ou duas nos últimos quatro anos.

Na primeira vez que tentara se tratar, tinha tomado um remédio de cujo nome não se lembrava. Com ele, conseguira melhorar a crise, mas tinha parado o tratamento por conta própria. Ficara um ano bem, depois a crise tinha voltado. Tivera vergonha de ir ao mesmo médico e então procurara outro psiquiatra, que a havia orientado a tomar outro medicamento, recomendando que não parasse de fazer o tratamento, pois as crises sempre voltariam.

O segundo remédio não funcionara tão bem. Ela ficava muito irritada, descontrolada, ansiosa, com momentos de agressividade sem razão, alternados com fases de muito choro. Achou que o segundo psiquiatra não acertara no tratamento, por isso estava ali, tentando outra solução.

O médico perguntou-lhe como era antes das crises, se tinha um pouquinho da depressão. Valéria confessou que, desde a adolescência, sempre fora uma menina muito instável, com altos e baixos, momentos muito bons, e momentos de fossa, às vezes inexplicáveis. O psiquiatra se mexeu na cadeira ao ouvir "altos e baixos". Era o sinal de que havia algo a mais nessa história.

Logo descobriu que ela tinha fases em que o desejo sexual nitidamente aumentava; em tais ocasiões, falava muito mais que o seu normal, gastava além do que podia, comprava compulsivamente e tinha uma energia incrível: fazia ginástica todo dia, queria fazer muitas coisas ao mesmo tempo, além de brigar com todo mundo por coisas mínimas. Tudo isso apareceu também depois de ter tomado o segundo remédio.

O psiquiatra então explicou que ela tinha uma depressão diferente, chamada de bipolar, pois, além da fase depressiva, havia também a fase eufórica, ou seja, o seu problema tinha dois pólos. Ela pediu para que a deixasse sempre no pólo eufórico, pois era muito bom, apesar das brigas e das dívidas. Sentia-se muito mulher, muito poderosa, como se nada no mundo pudesse detê-la; era uma sensação muito boa.

O psiquiatra advertiu que a doença tinha como característica principal a instabilidade, e que o objetivo primordial do tratamento seria a estabilidade do humor, não bastava tratar a depressão. Toda fase "alta" traria sempre uma fase depressiva, apesar de existirem algumas exceções, poucas, de pessoas cujo transtorno bipolar era apenas constituído de fases eufóricas, mas essas fases poderiam ser tão graves que a pessoa poderia ficar completamente descontrolada, acreditando ser Deus, ou fazendo coisas totalmente inadequadas, como ter relações sexuais de maneira impulsiva ou comprar três carros no mesmo dia.

Valéria ficou assustada com a possibilidade de ficar louca dessa maneira, mas foi tranqüilizada pelo médico, que lhe explicou que isso não ocorreria se se tratasse de forma adequada.

* * *

A depressão bipolar pode se apresentar de modos variados, desde episódios leves aos mais graves, melancólicos ou atípicos. Muitas vezes o portador da depressão bipolar, ou mesmo seu médico, só descobrem que era do tipo bipolar após muitos anos de tratamento de uma depressão não bipolar, pois a crise "eufórica" pode acontecer muitos anos depois da primeira crise depressiva, ou depois de muitos episódios depressivos sem nenhum episódio de euforia (o termo técnico de euforia é "mania" ou, se mais branda, "hipomania").

Algumas vezes os sintomas depressivos podem acontecer misturados com sintomas de euforia, levando a quadros de agitação com depressão, ou depressão com muita irritação e agressividade. Pessoas com depressão bipolar tendem a ser mais impulsivas e ter problemas sérios com isso, inclusive com risco aumentado de suicídio, de impulsividade sexual, de acidentes com veículos ou atividades de risco, como esportes radicais e perigosos, além de uma chance aumentada de ter envolvimento com drogas lícitas ou ilícitas (álcool, maconha, cocaína).

É muito comum a depressão bipolar demorar muito tempo para ser corretamente diagnosticada, causando muito sofrimento desnecessário à pessoa portadora.

A ruptura com a realidade: a depressão psicótica

Alexandre acordou num quarto desconhecido. Parecia um hotel, mas a cama era estranha: tinha grades, era torta. Logo se deu conta de que estava num hospital. Tentava lembrar como havia chegado ali, mas não tinha nenhuma lembrança, nem a mais vaga. Quis se levantar, mas sentiu muita dor nas costas, e desistiu. Poucos minutos depois, apareceu uma enfermeira, que tirou sua pressão, sentiu o pulso, perguntou se estava tudo bem. Alexandre se queixou das dores nas costas. Ela lhe disse que estava tudo bem, era assim mesmo, que ele tivera muita sorte. Ele perguntou a razão da sorte, pois não se lembrava de nada. "Você não lembra? Você pulou da janela do seu quarto, tem muita sorte, deve agradecer a Deus por estar vivo!"

Alexandre não acreditou. Ele morava no sexto andar, como chegara àquele ponto? Aos poucos, as lembranças foram voltando, esparsas e imprecisas. Lembrava-se de um sentimento de enorme pavor e desespero, a sensação de que seria morto a qualquer momento, e que o mesmo aconteceria com seus filhos e sua esposa. Lembrou-se de vozes ameaçadoras, impondo-lhe ordens para que se matasse. Recordou-se de ficar olhando para a janela, perdido, sem conseguir enxergar nada; tudo estava escuro. Chegou-lhe à mente a lembrança das longas horas em que ficava olhando para o teto, sem conseguir dormir, pensando em como a sua vida estava ruim.

Tudo parecia ter sido um sonho mau, que já tinha passado. Lembrou-se da sensação de que iria perder tudo que possuía, sua casa, seu carro, sua família, seu trabalho; sentia-se culpado de ter acabado com a própria vida, de estar em dívida com os filhos por ter acabado com o futuro deles, embora tivesse a sensação de que esses sentimentos de culpa faziam parte de um passado distante, como se as lembranças estivessem misturadas no tempo.

Houvera outra crise, que tinha passado. Ficara internado, tomara muitas medicações, voltara a ficar bom. Mas o que se lembrava da crise passada parecia estar presente, ter ocorrido ontem, e, mais angustiante ainda, poderia voltar a ocorrer em breve. Não estava ouvindo vozes, não estava desesperado, não sentia desesperança ou tristeza.

Sua esposa apareceu na porta do quarto. Seu olhar parecia fitar um morto renascido; seu semblante denotava tristeza, espanto, alegria, alívio. Correu para abraçá-lo, como se tivesse pouco tempo para fazê-lo. Alexandre começou a sentir que a sua vida, de alguma maneira, estava recomeçando.

* * *

A depressão pode se apresentar de modo muito grave, em que ocorre uma ruptura grave do contato com a realidade, que pode ser representada por erros da percepção dos sentidos (vozes que não existem, visões, sensações improváveis como telepatia), ou erros da avaliação da realidade, como a crença de estar sendo perseguido, de estar arruinado, de ser culpado por coisas que não fez, ou pelas quais não deveria ser responsável.

Uma pessoa com depressão psicótica não percebe que os erros não são verdadeiros, ou seja, no momento em que ocorrem, parecem ser verdadeiros, e o indivíduo reage como tal. Assim, Alexandre poderia ter reagido à crença de que estava sendo perseguido e pulado da janela para tentar escapar. Ou poderia ter acreditado que ele não teria esperança na vida, e que a única solução seria se matar jogando-se pela janela. Pessoas nessa condição necessitam de cuidados intensivos e tratamentos vigorosos.

Quando a saúde nunca vai bem: a depressão "física"

Leda estava desconsolada. A dor nas costas estava forte demais naquele dia, ela não iria conseguir lavar as roupas de novo. Precisava procurar o médico, mesmo lembrando das palavras críticas do seu filho, chamando-a de hipocondríaca, de alguém com mania de doença, que era melhor montar um acampamento no hospital. Os antiinflamatórios não estavam resolvendo aquela dor; pelo contrário, criavam uma dor de estômago formidável. E, sem esses remédios, também a dor de cabeça voltava.

Vivia cansada, desanimada, irritada, nervosa, sem conseguir achar esperança de que o dia seguinte pudesse ser melhor. Também, com a vida que levava, era óbvio que ficaria assim: marido que só reclamava, filhos que não ajudavam em nada e só criavam preocupação, parentes que a procuravam o tempo todo, só trazendo problemas para ela resolver. Sabia o que ouviria do médico: que precisava emagrecer, fazer ginástica, ter uma dieta saudável, mas ela fazia todo o esforço do mundo, e nada funcionava. Se o sono pelo menos fosse bom, talvez tivesse um dia melhor, sem tanta dor no corpo, mas era um tal de acordar no meio da noite, rolando na cama sem conseguir dormir direito, que só podia acordar pela manhã mais cansada do que quando deitara.

Pensava nisso tudo enquanto esperava a sua vez de entrar em consulta. Quando chegou sua vez, viu que o médico não era o mesmo, era outro mais jovem; parecia mais atencioso. Começou a questioná-la a respeito de várias coisas, não só sobre as dores, mas também sobre o apetite, o sono, a memória. O que ela estranhou foi quando ele lhe perguntou sobre tristeza. Ela respondeu que, com a vida que levava, só podia sentir tristeza. Depois de muitas perguntas, o médico falou em depressão, e que precisaria tomar antidepressivo. Ela ficou assustada, não queria ser chamada de louca, não tinha certeza de que os problemas eram psicológicos, a ponto de precisar tomar remédios para a cabeça.

O médico tranqüilizou-a, explicando que a depressão poderia causar todas aquelas dores; se melhorasse da depressão, tudo melhoraria, inclusive o sono e o cansaço. E que o remédio para a cabeça não era forte; muita gente tomava e não ficava diferente, como se fosse robô.

Saiu com uma receita e uma esperança na mão.

Algumas semanas depois, no retorno, Leda levou um presentinho para aquele médico, tão bom. Afinal, ele resolvera suas dores. Apesar dos problemas da vida não terem mudado nada, ela sentia-se mais forte, mais inteira. Sentia-se ela mesma, sem estar doente. E, quem diria, era um problema de cabeça!

* * *

Assim como a Leda, muitas pessoas vivem e sentem a depressão não pela tristeza ou pelos pensamentos negativos, mas pelos sintomas do corpo, como se este refletisse as agruras da vida. Algumas pessoas podem apresentar dor em apenas uma parte do corpo, como no estômago; outras apresentam dores em diversas partes do corpo, podendo ser em várias ao mesmo tempo, ou mudando de um lugar para outro.

Às vezes as pessoas chamam isso de estresse e procuram o médico para tomar vitaminas, ou, muito mais comum, ficam tomando chás e fazendo tratamentos naturais, na esperança de que esse cansaço, desgaste ou nervosismo diminuam sem que seja necessário apelar para remédios fortes.

Outras pessoas procuram auxílio médico ou de tratamentos alternativos, acreditando que aquelas dores e mal-estares seriam reflexo de algum problema de saúde mais grave. Outras simplesmente vão levando a vida daquela maneira, sem imaginar que poderiam ter a vida muito melhorada, com um tratamento simples e acessível.

Distimia: o mal-humorado crônico

Marcelo olhou para o despertador. A hora havia chegado, mas a vontade era de jogar o relógio contra a parede. Tentou evitar acordar a esposa, pois não queria falar com ninguém naquele mau humor. Ele sabia que não precisava fazer muita força, porque a esposa já havia aprendido a não lhe dirigir a palavra nas primeiras horas da manhã, sob o risco de ser agredida verbalmente. Fez a higiene matinal básica, vestiu-se, tomou café a contragosto, mais pelo hábito, e saiu para o trabalho.

O trânsito o irritou demais, como sempre. A vontade era de bater em cada carro que passasse na sua frente. Tentava se acalmar com o cigarro, mas não adiantava. Chegando ao trabalho, uma pilha de papéis o esperava, e ninguém sequer lhe dirigia a palavra. Ainda bem que era o chefe do setor, assim ninguém se atrevia a reclamar da sua cara feia. Logo depois estaria gritando com seus subalternos, reclamando de tudo, como sempre.

Tentou trabalhar com os documentos atrasados que precisava despachar. A concentração não chegava; lia e relia aquela carta estúpida, e nada entendia, então teve de se levantar para procurar um café e fumar outro cigarro. Os olhos estavam meio inchados, eram as noites maldormidas. Lembrou-se das palavras de um velho amigo, de que uma boa noite de sono dependia de uma boa noite de sexo. Se ele tivesse mais vontade para o sexo... Tentou esquecer o assunto, pois não queria imaginar-se envelhecendo e ficando impotente.

Foi chamado pelo superintendente, que reclamou da queda de produtividade do seu setor. Ele afirmou que o grupo estava sob controle, o problema era a situação econômica do país, mas prometeu que iria tirar leite de pedra, se fosse necessário. O superintendente olhou para Marcelo e aconselhou-o a cuidar da saúde porque estava com um aspecto horrível. Marcelo saiu da reunião preocupado, pressionado. Fumou mais um cigarro.

Final do expediente. Mais um dia terrível chegara ao fim. O fim de semana o esperava, mas ele só conseguia pensar em cama, descanso. Não queria pensar em agüentar a gritaria dos filhos e as reclamações da esposa. Nem conseguia se imaginar tendo algum lazer, como pescar ou jogar baralho, coisas de que sempre gostara. Dentro do carro, naquele trânsito infernal, descobriu-se sem vontade para nada. Mas ele era forte, e suportaria mais um dia. Como havia feito em todos eles, ao longo dos últimos anos.

* * *

Pessoas como Marcelo nunca imaginariam ter um diagnóstico psiquiátrico. Essas pessoas possuem uma auto-imagem que as impede de perceber o sofrimento que a depressão impinge na sua vida, uma vez que a depressão está numa forma leve, discreta, mas quase contínua, fazendo a maioria das pessoas nesse estado acreditarem que são pessoas mal-humoradas, que o mau humor faz parte do seu estilo de ser, e que nada poderia ser feito a fim de evitar ou melhorar isso. Se ao menos soubessem como seria a vida sem depressão, não teriam dúvidas.

Depressão de inverno

Num dos últimos anos da década de 1970, um pesquisador americano de ritmos biológicos humanos terminava a sua palestra para colegas especializados, num congresso sobre o tema, empolgado com a sua hipótese de que alguns problemas mentais, como a depressão, poderiam ter alguma relação com distúrbios do controle das funções biológicas que são reguladas por ciclos temporais. Os dois ciclos temporais mais importantes para regulação da atividade biológica humana seriam o ciclo circadiano (que representa o período de um dia) e o ciclo sazonal (representado pelas estações do ano).

Após o término da palestra, o pesquisador foi procurado por um engenheiro que disse ser um interessado no assunto, apesar de não ser da mesma área que o palestrante. Relatou ao pesquisador que ele vinha tendo depressões importantes, com perfil atípico, sempre ocorrendo no inverno, nos últimos dez anos, sem falha em nenhum ano.

Esse engenheiro ficara especialmente interessado na hipótese do pesquisador de que a depressão poderia ser iniciada ou desencadeada pela diminuição do tamanho do dia, ou seja, pela diminuição do número de horas de luz ocasionada pelo inverno. O pesquisador percebeu que estava diante de um caso especial, e procurou aproveitar para fazer um teste. Ambos combinaram esperar a chegada do próximo inverno para ver se o engenheiro entrava em depressão de novo. Fato consumado, o pesquisador montou um aparelho de luz que simula a intensidade de luz de um dia de primavera muito claro, e mandou o engenheiro ficar diante desse aparelho durante quatro horas, no fim do dia, tentando prolongar o tamanho do dia, ou seja, aumentar artificialmente o número de horas de luz para tentar reverter a depressão.

O engenheiro ficou sem depressão depois de uma semana, e deprimiu de novo quando o tratamento de luz foi suspenso. Ali foi definida a primeira evidência de que a luz poderia ter um efeito antidepressivo, e começou a se delinear o conceito de "depressão sazonal".

* * *

A depressão sazonal mais comum é a de inverno, com um perfil de aumento de apetite e aumento das horas de sono que ocorre com a chegada dessa estação. As pessoas que sofrem esse tipo de depressão habitualmente são muito sensíveis à falta de luz, pois dias nublados causam sintomas depressivos marcantes. Ao mesmo tempo, são pessoas que suportam dias com muita luz sem se incomodar, como a maioria delas. Podem apresentar ansiedade, desânimo, fraqueza, angústia, desesperança, como em qualquer depressão. É comum serem depressões bipolares, com fases de leve euforia (ou hipomania) na primavera e/ou verão.

Esses pacientes são mais encontrados nos países próximos dos pólos terrestres, onde as estações do ano são muito claramente divididas, e a diferença entre o número de horas de luz dos dias de verão e de inverno é muito grande. Entretanto, há casos descritos em regiões tropicais. Há casos raros de depressão de verão, com o perfil mais melancólico.

A fototerapia, que será descrita em outro capítulo, parece ser o tratamento de escolha, mas antidepressivos químicos também têm eficácia terapêutica comprovada.

MANIA

O termo "mania" costuma ser entendido pelos leigos como um comportamento inusitado e repetitivo (por exemplo, mania de limpeza).

Já "maníaco" descreve aquele indivíduo que tem comportamentos extremamente desviados da norma aceita, geralmente associados a perversões, como o famoso caso do Maníaco do Parque.

Em medicina, o termo "mania" representa o episódio de humor do pólo eufórico. A euforia excessiva é muito característica e evidente, mas nem sempre está presente num episódio maníaco. Os sintomas mais comuns são a irritabilidade, que pode chegar à agressividade ocasional, e o aumento de atividade ou hiperatividade. Outros sintomas da mania são a diminuição da necessidade de sono, auto-estima elevada, fala excessiva, dificuldade em focar a atenção e envolvimento com atividades prazerosas que tenham potencial de causar conseqüências dolorosas, como compras e gastos excessivos, atos impulsivos, uso de drogas, aumento das indiscrições e da atividade sexual.

Na mania, o paciente nunca percebe que está alterado, ele se sente extremamente bem, como se fosse a melhor fase da vida. Para o paciente maníaco, os outros é que têm problemas.

Muitas vezes, o paciente maníaco precisa ser internado para que pare de fazer coisas das quais irá se arrepender no futuro, ou seja, para protegê-lo de si mesmo, pois os familiares não conseguem fazê-lo parar, principalmente pela agressividade e impulsividade. É comum que, após o término de uma crise de mania, o paciente fique envergonhado pelas coisas que fez.

SINTOMAS DA MANIA

Euforia

A euforia seria uma alegria excessiva e exagerada, contagiante e espontânea, que se mantém independentemente dos acontecimentos ou da situação da vida. A pessoa com euforia acha que tudo está excelente, que tudo vai dar certo, acha graça em tudo, geralmente se relaciona com pessoas com muita facilidade, até com estranhos na rua, pode se sentir mais bonita e atraente, com mais força e poder. Nas formas mais graves, chega a acreditar que pode ser uma pessoa famosa, como uma modelo, ou o presidente da República. Fica a maior parte do tempo eufórica, mas pode ter momentos de mudanças súbitas de humor, como lembrar de repente da morte da mãe e começar a chorar aos prantos, para depois de alguns minutos estar rindo de novo de qualquer outra coisa.

Aumento da atividade ou hiperatividade

A pessoa tenta fazer muitas coisas ao mesmo tempo, tem dificuldade para ficar parada, não consegue se concentrar em um programa de televisão ou numa leitura, se distrai com facilidade com qualquer coisa. Esse aumento de atividade acaba fazendo o indivíduo começar vários planos e projetos, sem conseguir terminar a maioria. Por vezes, o aumento de atividade pode se refletir no trabalho excessivo, como ficar lavando roupas ou consertando objetos de madrugada.

Irritabilidade

Em geral é deflagrada quando o paciente é contrariado por alguém ou por alguma situação. Às vezes, fica irritado sem razão aparente, ou por pequenos contratempos que não justificariam uma reação tão intensa ou agressiva. Como as reações de irritação são desproporcionais e muito freqüentes, as pessoas que convivem com o indivíduo em mania acabam se irritando também, e brigas se tornam inevitáveis. O paciente raramente se arrepende, por estar com auto-estima elevada, o que leva a problemas de relacionamento, tendo como resultado relações familiares e de amizade abaladas e, às vezes, irremediavelmente destruídas.

Diminuição da necessidade de sono

O paciente dorme muito pouco, mas não sente falta do sono perdido. Pelo contrário, vai se sentindo cada vez mais ativado e acelerado. Às vezes, o tempo de sono vai diminuindo progressivamente, dia a dia, à medida que a pessoa vai se acelerando e se agitando. Esse processo pode ser desencadeado por uma noite maldormida, ou por algum evento (por exemplo, uma festa ou uma saída para a balada) que o obrigue a dormir mais tarde, fora do horário habitual.

Auto-estima elevada

O paciente se sente mais forte, inteligente, sensual, poderoso. Tem mais criatividade, mais energia, sente sua capacidade aumentada, tem certeza de que conseguiria fazer muito mais do que imaginava antes de entrar na fase maníaca. Com essa auto-estima elevada, pensa que está sempre certo e acaba entrando em confronto com outras pessoas, como chefes, familiares, amigos. Acaba se envolvendo em situações problemáticas, como comprar coisas caras e achar que terá condições de pagar (vários carros, imóveis, jóias etc.), fazer promessas impossíveis de serem cumpridas, como criar uma indústria, ou eliminar a pobreza do mundo.

Pressão para falar

O paciente tem uma produção verbal aumentada, fala muito, o que pode se refletir em maior capacidade de se relacionar com outras pessoas, principalmente com pessoas desconhecidas. A fala pode estar tão aumentada que fica difícil interromper o discurso do paciente maníaco. Nos casos mais graves, a aceleração é tamanha que o discurso se torna incompreensível; ele costuma ligar um pensamento a outro e não consegue falar todas as palavras, criando um discurso fragmentado e confuso. É muito comum começar um assunto, que leva a outro e a outro, tendo dificuldade para voltar ao assunto inicial.

Dificuldade em focar a atenção

O paciente se distrai com muita facilidade, pois qualquer estímulo, barulho ou idéia o faz distrair-se e mudar o foco de sua atenção. Isso favorece o seu engajamento em várias atividades simultâneas. Atividades que exijam atenção por tempo mais prolongado, como leitura, costura ou estudos, são muito difíceis, às vezes, quase impossíveis para o paciente em mania.

Impulsividade e atitudes de risco

O paciente em mania fica mais impulsivo que o seu habitual, faz muitas coisas imprudentes (dirige de forma arriscada, participa de jogos de azar). Busca mais atividades que tragam prazer imediato, como uso de drogas lícitas (aumento do uso de álcool) ou ilícitas (usar drogas que não usava ou experimentar drogas novas). Tem mais relações sexuais, às vezes com parceiros que nunca escolheria se não estivesse em mania, além de ter atitudes indiscretas e inadequadas com pessoas conhecidas ou desconhecidas.

Pode buscar emoções mais fortes em atividades que nunca fez, como pára-quedismo ou outros esportes radicais. Pode fazer muitas compras impulsivas, de maneira exagerada, tanto no valor como na quantidade de itens (dez sapatos, vinte livros, cinco carros). Aceita situações arriscadas nos negócios e no trabalho, com prejuízos altamente prováveis.

Outros sintomas

O paciente pode apresentar sintomas bizarros, como ouvir vozes sem ter pessoas por perto, ou ter visões, ou ainda acreditar que existam pessoas perseguindo-o. Esse tipo de sintoma pode ser confundido com sintomas de esquizofrenia, principalmente se ocorrem no início da doença. Sintomas de ansiedade podem ocorrer, como crises de pânico (crises súbitas de mal-estar, sensação de estar morrendo ou perdendo o controle, coração disparado, falta de ar, tontura, mal-estar gastrointestinal) ou sintomas obsessivos (comportamentos repetitivos de limpeza, de checagem de portas para ver se estão fechadas ou de ordem excessiva).

Nem todos esses sintomas são necessários em uma crise de mania, mas podem confundir familiares e amigos, o que leva a serem tratados como se fossem portadores de outros problemas psiquiátricos.

HIPOMANIA

Tecnicamente, a hipomania seria apenas uma fase de mania mais leve. São os mesmos sintomas, mas menos intensos, menos evidentes. Na prática, é uma fase que pode ser considerada invisível, pois normalmente ninguém percebe, nem o paciente nem os familiares e amigos.

Na mania, as alterações são muito claras, e os prejuízos saltam aos olhos, enquanto na hipomania as alterações são mais discretas, e os prejuízos são bem menos evidentes, podendo até apresentar vantagens como maior produtividade no trabalho, criatividade e melhor socialização.

Se na mania os pacientes tentam fazer dez coisas ao mesmo tempo e não terminam nada, na hipomania, eles começam quatro coisas e terminam três, o que justifica maior produtividade.

A euforia, o aumento da distração e a busca por atividades prazerosas não são tão extravagantes ou exagerados, podendo representar para pacientes e para as pessoas à sua volta uma fase melhor, ou um momento "alto" numa pessoa que tem altos e baixos como característica habitual.

Portanto, a hipomania é vista como uma situação "normal", aceitável para a maioria das pessoas, e passa despercebida até mesmo pelos médicos e psicólogos.

Se é tão pouco evidente, por que é considerada uma fase, uma parte do transtorno bipolar? A questão mais importante é que a hipomania, por mais rara que seja em um paciente, é um indicador de que essa pessoa tem transtorno bipolar. Em geral, o paciente que tem hipomanias apresenta muito mais fases depressivas, nas quais procura ajuda médica ou psicológica, e acaba sendo tratado com diagnóstico de depressão unipolar, fato que pode levar a uma evolução desfavorável e inadequada.

Portanto, em pacientes que se apresentem com um episódio depressivo, é fundamental a pesquisa de alguma fase hipomaníaca pelo profissional, o que vai determinar o tipo de tratamento mais adequado.

Além do aspecto diagnóstico e terapêutico, a hipomania também pode causar prejuízos, principalmente no longo prazo, pois esses pacientes podem tomar decisões arriscadas nesses momentos, que os levam a compromissos complicados de serem levados a cabo. Gastos excessivos, sexo sem proteção, uso de drogas, brigas e desentendimentos podem passar despercebidos, mas causam uma impressão de que aquela pessoa, que às vezes fica deprimida, é também uma pessoa difícil e complicada.

O diagnóstico de uma fase hipomaníaca é complexo mesmo para profissionais de saúde, pois é muito sutil e exige treinamento específico. Detalhes que podem ajudar podem ser conseguidos por meio de perguntas, por exemplo, se o paciente teve fases breves (em média dois dias) em que se sentia mais animado, agitado ou irritado que o seu normal; ou, outro exemplo, perguntar a parentes e amigos se notam fases assim. Se nessas fases houver gastos excessivos, maior promiscuidade sexual, outros comportamentos excessivos ou uso maior de drogas que o habitual, o diagnóstico é mais provável.

ESTADOS MISTOS

Os sintomas do transtorno bipolar nem sempre se apresentam em bloco, como episódios típicos de depressão ou mania/hipomania. Alguns sintomas de mania podem aparecer no meio de um episódio depressivo, e sintomas depressivos podem surgir no meio de um episódio maníaco. Quando existe essa mistura, o reconhecimento e o tratamento ficam confusos, com quadros depressivos em que a agitação é marcante, que podem piorar com o uso de antidepressivos, e manias com idéias depressivas que são confundidas com depressão. No começo do século XX, Kraepelin, que definiu a base dos diagnósticos psiquiátricos atuais, já tinha descrito uma série de variações dos chamados estados mistos, conforme mostrado no Quadro 5.

Quadro 5 | **Variações dos estados depressivos**

	HUMOR	ATIVIDADE	PENSAMENTO
Mania depressiva	Deprimido	Maníaca	Maníaco
Depressão excitada	Deprimido	Maníaca	Deprimido
Mania com pobreza de pensamento	Maníaco	Maníaca	Deprimido
Estupor maníaco	Maníaco	Deprimida	Deprimido
Depressão com fuga de idéias (aceleração do pensamento)	Deprimido	Deprimida	Maníaco
Mania inibida	Maníaco	Deprimida	Maníaco

As formas mais comuns de estados mistos são as duas primeiras, a mania depressiva e a depressão excitada. A maior importância dos estados mistos é que são potencialmente graves, pois quando há mistura de agitação e pensamentos de morte temperados com grande impulsividade, o risco de ocorrer o suicídio é enorme. Geralmente, esses pacientes sentem uma enorme angústia e desespero, um mal-estar corporal, e ficam sem saber o que fazer.

Agitados e inquietos, nenhum lugar está bom. A falta de esperança aumenta de maneira rápida e descontrolada, e não raro surge uma vontade de largar tudo e de sair andando a esmo.

A ansiedade pode ser o sintoma mais proeminente, mais visível, e é quase sempre insuportável. Os pacientes ficam muito suscetíveis a brigas, discussões, tomam decisões intempestivas que mudam radicalmente sua vida, como largar um emprego por causa de um desentendimento com um colega de trabalho, ou largar um relacionamento afetivo estável por banalidades.

Os pacientes se percebem e se definem como depressivos, mas a agitação e a ansiedade saltam aos olhos. É comum já estarem usando antidepressivos, que podem instabilizar ainda mais o quadro do paciente.

A importância dos critérios diagnósticos

Em medicina, existem várias formas de diagnosticar os episódios afetivos. O diagnóstico é sempre clínico, ou seja, não é necessário nenhum exame laboratorial para confirmar um diagnóstico de depressão ou de mania, sendo a avaliação do médico ou a de um profissional de saúde já suficiente.

As diferentes formas de diagnóstico dependem da definição do que é depressão, que varia de acordo com regras estabelecidas por órgãos de saúde, por grupos de estudos e pesquisas da área.

Assim, uma pessoa pode ter depressão pelo sistema diagnóstico considerado oficial, definido pela Organização Mundial da Saúde (OMS), e não ter depressão se for utilizado o sistema de diagnóstico dos Estados Unidos da América, também conhecido pela sigla *DSM-IV*[1].

Pelas diferenças técnicas que existem entre os diversos grupos de pesquisas, uma pessoa pode ser considerada com depressão e participar de uma pesquisa científica para testar uma nova medicação. E essa mesma pessoa pode não ser considerada com depressão para outra pesquisa científica que venha a usar outros critérios para os diagnósticos.

Portanto, fazer um diagnóstico bem-feito de depressão não é simples; exige uma avaliação que depende de critérios rigorosos, nem sempre tão óbvios. Essa incerteza acaba levando insegurança para as pessoas que convivem com a depressão.

Como uma pessoa pode ter certeza de que tem depressão?

A última palavra deve ser sempre a de um médico que faça uma avaliação completa, de forma que os sistemas diagnósticos da OMS e o DSM-IV são os mais usados atualmente pela maioria dos médicos.

Algumas definições são importantes para que os termos usados pelos médicos sejam mais claros.

O primeiro termo importante é a definição de "episódio", que é a fase da vida de um indivíduo marcado por sintomas afetivos. Essa fase pode durar dias ou anos. Existem quatro tipos de episódios diferentes, definidos como depressivo, hipomaníaco, maníaco e misto.

Uma pessoa pode ter tipos diferentes de episódios afetivos na vida. As doenças afetivas são definidas pelos tipos de episódios que uma pessoa tem. Alguém que só tenha episódios depressivos apresenta características médicas e evolução de vida muito diferente de outro que teve episódios de mania e depressão.

As principais doenças definidas atualmente são:

1) Transtorno depressivo episódio único: quando a pessoa tem só um episódio depressivo na vida inteira.

---

[1] *DSM-IV: Diagnostic and statistical manual for mental disorders*, 4. ed.

2) Transtorno depressivo recorrente: quando o paciente tem dois ou mais episódios depressivos na vida.
3) Transtorno afetivo bipolar ou transtorno bipolar do humor: quando o indivíduo tem pelo menos dois episódios afetivos, sendo que ao menos um desses precisa ser ou eufórico (mania ou, se mais leve, hipomania) ou misto (mistura de sintomas de euforia e depressão, num mesmo momento, ou mudança rápida entre sintomas depressivos e eufóricos). O transtorno afetivo bipolar não pode ter apenas episódios depressivos.
4) Transtorno distímico (distimia): quando a pessoa tem sintomas depressivos leves (dois a três sintomas) por pelo menos dois anos. Se tiver mais que quatro sintomas, deve-se pensar em episódio depressivo.
5) Transtorno ciclotímico (ciclotimia): quando sintomas depressivos leves se alternam com sintomas eufóricos leves, por pelo menos dois anos. Da mesma maneira que a distimia, a ciclotimia não pode ser confundida com o transtorno afetivo bipolar, pois são poucos sintomas, e apresentados de modo leve.

Os vários tipos de doenças do humor, apesar das diferenças de definição, não são fáceis de ser percebidos na prática. As pessoas só se queixarão dos episódios depressivos, e não das fases eufóricas, uma vez que nelas se sentem bem.

Tampouco pacientes ou familiares percebem as fases eufóricas leves como o episódio de uma doença; só os episódios depressivos são visíveis.

Por conta disso, quando uma pessoa diz ter depressão, não se pode ter certeza de qual tipo de doença afetiva ela tem, a menos que seja feita uma avaliação médica criteriosa.

Entretanto, é de grande importância diagnosticar o tipo de doença afetiva, pois existem diferenças cruciais na forma de tratamento.

O número de episódios depressivos é muito importante, pois pode determinar a necessidade de um tratamento preventivo, para evitar novos episódios depressivos ou distímicos. Isso porque, se uma pessoa tiver apenas um episódio de depressão, não precisaria ter um tratamento preventivo, uma vez que o risco de ter um outro episódio não é grande o suficiente para justificar o uso de remédios para o resto da vida. Por outro lado, mais de 70% dos indivíduos que tiveram dois ou mais episódios depressivos vão ter novos episódios no futuro, o que justificaria um tratamento preventivo.

Já no transtorno bipolar, a simples confirmação do diagnóstico já define que o portador da doença apresentará sempre um grande risco de ter novos episódios afetivos. Portanto, o transtorno bipolar é considerado, em princípio, uma doença crônica que necessita, indiscutivelmente, de tratamento preventivo.

3 | Transtorno bipolar:
diagnósticos e polêmicas

No capítulo anterior, foram descritas com detalhes as formas de apresentação da depressão, mania, hipomania e dos estados mistos. Definir um quadro depressivo ou maníaco não é difícil; estados mistos completos são raros, e o que traz alguma dificuldade é o diagnóstico de hipomania, que pode ser minimizada com algum treinamento para os profissionais e uma boa orientação para os pacientes e familiares.

É justamente nessa questão que está o ponto central das polêmicas dos diagnósticos que confundem tantos profissionais. A hipomania é um quadro mais leve, mais próximo de um comportamento normal. Será que é tão importante assim detectar hipomanias? Não poderia ocorrer um quadro de depressão leve, uma "hipodepressão", ou, como é mais encontrado na literatura científica, depressão menor (subsindrômica)? Qual seria a importância dessa depressão menor?

Por fim, existe a polêmica da diferenciação entre depressão unipolar e bipolar. Qual a importância dessa diferenciação? Como essa diferença pode ser definida, para que as dúvidas sejam menos freqüentes?

Vamos começar discutindo a questão da divisão da depressão em unipolar e bipolar.

Unipolar e bipolar: por que a diferença?

Para se entender a polêmica atual sobre a diferença entre depressão unipolar e bipolar, é importante saber um pequeno histórico sobre a doença maníaco-depressiva e a evolução dos conceitos de "depressão" e "mania".

Na Antiguidade, Hipócrates, o pai da medicina grega e ocidental, já descrevia quadros de melancolia (depressão) e mania, mas não fazia uma união entre os dois quadros como se fossem estados de uma mesma doença. Eles seriam resultados de desequilíbrios dos líquidos do corpo (humores), por isso poderiam ter mudanças cíclicas, associadas com mudanças dos estados emocionais. Essa teoria perdurou até surgirem algumas descrições de quadros de variações cíclicas do humor, no século XIX, sugerindo que seriam formas distintas para uma mesma doença.

Kraepelin, no começo do século XX, montou um sistema de diagnósticos que marcou até hoje a classificação das doenças mentais, separando as demências precoces (que viriam a ser chamadas de esquizofrenias) das psicoses maníaco-depressivas (PMD). Nesse conceito, a PMD consistiria em um conjunto de doenças cujos sintomas mais proeminentes seriam as variações cíclicas do humor. Não eram feitas distinções entre pacientes que tivessem só depressão e aqueles com manias: todos eram classificados dentro do conceito de PMD. Era como se houvesse dois pólos: pacientes com depressão pura e mania pura, e no meio ficaria a maioria deles, com porções variadas de depressão ou mania.

A partir da década de 1950, surgiu uma tendência de se separar pacientes que tivessem mania e depressão daqueles que só tivessem depressão, chamando os primeiros de bipolares e os últimos, de unipolares. Estudos mostraram que pacientes com depressão unipolar tinham mais familiares com quadros depressivos, e os bipolares tinham mais familiares com quadros bipolares. A mania unipolar passou a ser integrada no conceito de "transtorno bipolar". Uma subdivisão dos pacientes bipolares também ganhou força, na forma de bipolares tipo I (manias e depressões) e tipo II (hipomanias e depressões). Vale ressaltar que, nos pacientes bipolares do tipo II, mais de 95% do tempo de doença corresponde à fase depressiva, e menos de 5% do tempo é passado em hipomania, portanto, o tipo II basicamente é uma doença depressiva com algumas poucas características do transtorno bipolar.

Com essa distinção unipolar/bipolar, novos estudos foram feitos, e observou-se que, para cada paciente bipolar, existiam vinte pacientes depressivos unipolares. Entretanto, havia um problema: a maioria dos pacientes bipolares tinha episódios depressivos no início, o que confundia o diagnóstico, pois eram categorizados inicialmente como unipolares, para depois de alguns anos apresentarem mania e serem diagnosticados como bipolares. Cerca de 20% dos pacientes unipolares acabavam evoluindo para quadros bipolares.

Essa classificação unipolar/bipolar acabou se tornando oficial, tanto no Código Internacional de Doenças, 10ª versão (CID-10), a versão atual da Organização Mundial da Saúde (OMS), como no sistema de diagnóstico americano, o DSM-IV, que é utilizado pela maioria das pesquisas científicas.

O conceito de "depressão unipolar", também descrita como "depressão maior", acabou popularizando e facilitando o diagnóstico da depressão, que começou a ser feito cada vez mais por médicos de outras especialidades, outros profissionais de saúde e até pela população leiga.

Acompanhando essa difusão maior do conceito, também ocorreu um aumento do tratamento da depressão. Tal aumento do tratamento foi impulsionado pela descoberta de novas substâncias antidepressivas, inauguradas pelo Prozac® (fluoxetina), que eram mais bem toleradas, mais fáceis de usar, e, aparentemente, mais seguras. Essa ampliação do uso foi tão marcante que os antidepressivos passaram a ser um dos tipos de medicamentos mais prescritos no mundo.

Atualmente, o diagnóstico de depressão parece óbvio e banal para a maioria dos profissionais que atuam na área. Entretanto, muitos se esquecem do risco de um caso de depressão apenas poder ser, na realidade, um episódio de depressão em um paciente bipolar, e desconsideram sinais, às vezes muito discretos, que possam indicar alguma tendência de "transformação" para o diagnóstico de transtorno bipolar. Assim, alguns estudos recentes indicaram a necessidade de se reavaliar esses conceitos, como mostrarei a seguir.

Um pesquisador suíço, renomado e muito respeitado, chamado Jules Angst, desenvolveu um dos principais trabalhos sobre famílias de deprimidos e bipolares. A obra, que ajudou a definir a divisão entre unipolar e bipolar, foi publicada no final da década de 1960. Ele e sua equipe seguiram em frente, e acompanharam mais de dois mil jovens por vinte anos.

Ao final desse período, concluíram que a proporção de deprimidos bipolares não era de um para cada vinte unipolares, mas de um para um. Antes, em porcentagem, 1% da população tinha transtorno bipolar e 20%, depressão unipolar, e os estudos do grupo de Angst, confirmados pelos resultados de outros grupos de pesquisa, mostraram que cerca de 10% da população tinha transtorno bipolar, e outros 10%, transtorno unipolar.

Um estudo brasileiro[2], realizado na cidade de São Paulo, observou resultados semelhantes: 8% da população tinha transtorno bipolar e mais 8%, depressão unipolar.

Outro achado muito importante dessa pesquisa foi a definição de hipomania, que deveria ser um pouco diferente, pois o tempo médio de um episódio de hipomania era de dois dias, e a definição oficial exigia pelo menos quatro. Além disso, o sintoma principal deveria ser o aumento de energia e de atividade (fazer muitas coisas ao mesmo tempo), e não apenas euforia ou irritabilidade, como consta nas definições oficiais.

Essas e outras pequenas diferenças ajudaram a melhorar e a facilitar o diagnóstico de transtorno bipolar em pacientes com depressão inicialmente unipolar.

O Quadro 6 mostra os critérios simplificados para se fazer um diagnóstico provável de hipomania de acordo com os estudos de Angst. É importante ressaltar que esses critérios não são oficiais, mas podem dar forte indicação de presença de hipomania.

---

[2] Moreno, D. H. *Prevalência e características do espectro bipolar em amostra populacional definida da cidade de São Paulo.* 2004. Tese de doutorado. Faculdade de Medicina da Universidade de São Paulo, São Paulo.

Quadro 6 | Critérios de hipomania de Zurich

A) Durante os últimos 12 meses, e sem nenhuma razão em especial, você ficou (pelo menos três opções):

com muito mais energia;

mais ativo;

menos facilmente cansável;

precisando de menos horas de sono;

mais falante;

viajando mais;

mais ocupado.

B) Lista de sintomas

Você poderia descrever com mais precisão como experimentou isso (pelo menos três opções)?

(1) menos sono;

(2) maior energia e força;

(3) maior autoconfiança;

(4) maior entusiasmo para o trabalho;

(5) mais atividades sociais (mais telefonemas, mais visitas);

(6) mais viagens, mais direção imprudente;

(7) gastos financeiros excessivos;

(8) atividades profissionais ou negócios mais arriscados;

(9) maior atividade física (inclusive andando mais "por aí")

(10) mais planos e idéias;

(11) menor timidez, menos inibição;

(12) mais falante que o habitual;

(13) pensando mais rápido, com mais idéias repentinas, fazendo trocadilhos e piadas;

(14) facilmente distraível (mudando de assunto várias vezes);

(15) mais irritável e impaciente;

(16) maior consumo de café e cigarros;

(17) maior consumo de álcool;

(18) eufórico, superotimista;

(19) maior interesse sexual.

C) Os sintomas devem estar presentes por pelo menos dois dias (um dia, em adolescentes).

Fonte: adaptado e simplificado de Angst et al. (*Journal of affective disorders*, 2003, n. 73, p. 133-46.)

Se uma pessoa preenche os critérios de Angst para hipomania (ibidem, p. 64), não quer dizer que está condenada a ter a doença bipolar. A presença de hipomania só tem valor se houver história de pelo menos um episódio depressivo bem estabelecido.

Portanto, se uma pessoa estiver numa crise depressiva e tiver na sua história um período que preencha os critérios de hipomania, essa crise deve ser considerada um episódio depressivo bipolar e o paciente deve receber tratamento específico para tal.

Cada vez mais grupos de pesquisas de todo o mundo estão chegando a conclusões semelhantes. Entretanto, saber que a metade das depressões é bipolar tem importância?

Como já foi comentado anteriormente, as depressões bipolares podem ter uma evolução pior e mais grave se forem usados apenas antidepressivos, principalmente se não houver algum medicamento estabilizador do humor associado. Em vários pacientes, os antidepressivos são ineficazes e só trazem efeitos colaterais indesejáveis, como grande agitação e inquietação. Mesmo quando os antidepressivos forem eficazes no início, a evolução dos pacientes tende a ser bem mais instável, com pioras e melhoras cada vez mais freqüentes e mais intensas, o que se considera uma evolução desfavorável.

Depressão menor ou subsindrômica: importância e relação com o transtorno bipolar

Todas as pessoas já sentiram alguns dos sintomas depressivos, em algum momento da vida. Entretanto, existem muitas que têm fases com sintomas depressivos intensos, até mesmo com idéias de suicídio ou, concretamente, tentativas de suicídio, que duram poucos dias, ou seja, menos do que as duas semanas necessárias para se fazer o diagnóstico de episódio depressivo. Outras apresentam alguns poucos sintomas depressivos leves, que aparentemente atrapalham pouco a sua vida, e podem durar mais de duas semanas, porém não chegam a estar presentes tempo suficiente para se definir uma distimia.

Essas condições são bastante comuns, e estudos recentes têm apresentado uma importância maior do que se poderia imaginar. Esses pacientes estão sob um risco maior de desenvolver episódios de depressão, que apresenta prejuízos não tão claros como na depressão maior, mas certamente causam pior qualidade de vida. Além disso, parecem predispor a maior risco de suicídio. E, nos pacientes que apresentam hipomania no seu conceito mais abrangente, a evolução para uma depressão bipolar é bem provável, pelo menos em algum momento da vida daquele indivíduo.

No entanto, a importância maior dos sintomas depressivos talvez esteja na questão da saúde geral das pessoas. Sintomas depressivos são mais comuns em pessoas que têm outras doenças clínicas crônicas, como os pacientes cardiopatas, diabéticos, portadores de doenças neurológicas, hormonais ou de outras especialidades da medicina.

O mais importante, entretanto, é que a depressão pode prejudicar todo tipo de doença física. Sua presença chega a ser um dos fatores mais importantes para levar uma doença qualquer a ter uma evolução ruim.

Um exemplo seria o infarto do miocárdio, ou, como é conhecido pelos leigos, infarto do coração. Nessa situação, uma das artérias que alimenta o coração pode entupir de repente, e uma parte dele pode morrer por falta de sangue. Se tiver tratamento rápido, a pessoa que sofre do infarto do miocárdio pode sobreviver. Depois dos primeiros dias, o paciente infartado ainda pode ter riscos de ter outros infartos, ou ter arritmias que podem levá-lo à morte. Se o paciente tiver um episódio de depressão associado, a probabilidade de ter outros problemas cardíacos é bem maior do que se não tivesse essa condição adicional.

Portanto, ter depressão facilita a morte nos pacientes com problemas cardíacos. E não é preciso ter um diagnóstico de episódio depressivo pleno. Basta ter sintomas depressivos de intensidade moderada.

Tratar a depressão ou os sintomas depressivos acaba sendo fundamental para aumentar a chance de sobrevida do paciente e melhorar a sua qualidade de vida.

Assim como no exemplo anterior, diversas outras doenças podem piorar se a depressão estiver presente. Ela é comum em doenças que afetam o cérebro, como tumores cerebrais, esclerose múltipla e o popularmente chamado "derrame cerebral". Também é comum em doenças que afetam os hormônios, como as doenças da tireóide, um pequeno órgão que fica no pescoço e produz um hormônio que regula a queima de energia do corpo. Nas doenças que apresentam dores crônicas, como enxaqueca, doenças reumáticas, dores de coluna, a depressão é regra.

Há um problema. Como se diferencia o sofrimento das doenças de uma depressão?

Tome como exemplo uma mulher com câncer de mama. Qualquer pessoa esperaria que essa mulher ficasse triste, angustiada, e seria aceitável ela se sentir sem esperança. Insônia seria um mero detalhe, totalmente aceitável numa situação tão angustiante.

Neste caso, a mulher teria depressão, ou seria uma reação normal? A resposta muitas vezes é difícil até mesmo para os médicos psiquiatras especialistas. Portanto, essa questão precisará ser levantada sempre pelo médico que estiver tratando a doença física, para que uma avaliação mais especializada seja providenciada, se for necessário.

É importante ressaltar outro aspecto. Cada vez mais estudos mostram que a depressão está associada, de maneira não muito clara ainda, com prejuízos no funcionamento das defesas naturais do corpo, como os anticorpos, as células brancas do sangue, e outros elementos do sistema de defesa do organismo, por exemplo, o setor responsável pela defesa contra agressões externas (bactérias, vírus).

Ainda não se tem certeza se a depressão só piora uma doença que já existia, ou se ela poderia fazer aparecer uma doença inexistente, como um câncer ou uma doença crônica.

A ciência precisa avançar muito, mas é importante deixar claro que a depressão é um fator preponderante na complicação de qualquer doença física.

Diagnósticos e seus limites: até onde vai a normalidade?

A ocorrência de quadros leves de hipomania, mesmo que não tragam prejuízos imediatos muito evidentes, e quadros leves ou breves de depressão, parece indicar a existência de algum processo patológico, ou, ao menos, de algum processo que gera prejuízos e sofrimentos.

Então, qual é o limite da normalidade? Como podemos definir com segurança se uma pessoa tem realmente um problema de saúde, ou se tem apenas uma reação natural?

Esses limites não estão claros o suficiente, e muitos estudos ainda precisam ser feitos, pois a tendência atual é incluir cada vez mais pessoas num grupo que teria um risco maior que a população em geral.

Exagerar e facilitar o diagnóstico também não ajuda, pois muitas pessoas poderiam receber diagnósticos e tratamentos desnecessários, com conseqüências que poderiam atrapalhar demais sua vida.

Como regra geral, as definições e os critérios oficiais devem ser respeitados e utilizados para que não haja diferenças na avaliação entre os profissionais. Entretanto, a presença de sintomas leves ou breves de transtornos afetivos indica a necessidade de um cuidado maior na avaliação psiquiátrica e psicológica, principalmente nas orientações para o futuro.

Todo esse cuidado é muito importante para evitar excesso de diagnósticos desnecessários ou incorretos, e, ao mesmo tempo, para evitar que quadros afetivos que necessitam de tratamento fiquem sem diagnóstico, sem assistência e cuidados.

Essa discussão dos limites dos diagnósticos entre si, e do normal e patológico, é de enorme relevância, e será um dos temas do próximo capítulo.

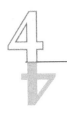

Espectro bipolar:
normalidade versus *doença*, *dicotomia unipolar-bipolar* versus *doença afetiva única*

"Espectro bipolar" é um termo que está ganhando corpo nos meios científicos e é cada vez mais veiculado na mídia leiga. Apesar de o nome lembrar fantasmas ou pesadelos, também define uma característica que tem ampla gama de variação. Por exemplo, o espectro da luz define toda a gama de raios (ou ondas) de luz que caracteriza as cores para o ser humano, como no arco-íris, ou no reflexo da luz num prisma. De acordo com esse conceito, o espectro bipolar se refere à gama de apresentações clínicas diferentes, que podem ir de um pólo a outro, da depressão unipolar pura, encaminhando-se para depressão com poucas hipomanias, depressão com manias e manias puras.

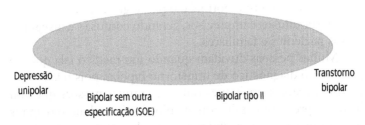

Figura 1 – **Espectro bipolar: pólo unipolar *versus* bipolar.**

Outra questão é a existência de inúmeros graus de intensidade da doença, desde a forma mais grave até sua ausência.

Em que ponto deveria existir a linha que separa o normal do doentio?

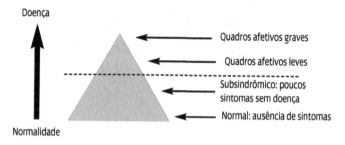

Figura 2 – **Espectro bipolar: normalidade** *versus* **doença.**

A compreensão do fenômeno da bipolaridade passa pela discussão dessas polarizações e o quanto elas refletem a realidade que vemos em torno de nós.

Começaremos com a discussão entre o normal e o patológico, o comportamento normal, atribuído à personalidade, e o comportamento anormal, atribuído à doença.

Normalidade e patologia: limites da personalidade ou da doença?

Os limites entre o normal e o patológico, como já foi visto, podem ser difusos e imprecisos, gerando confusão e insegurança aos pacientes e familiares.

Muitas pessoas duvidam quando um médico fala que elas possuem o diagnóstico de transtorno bipolar, pois relatam que sempre foram assim, e que conhecem muitas pessoas que também sempre foram assim, ou até pior, e não tinham o diagnóstico, ou seja, continuavam levando a vida sem precisar se tratar.

Esses argumentos podem ser resumidos em duas questões principais: em primeiro lugar, o fato de sempre terem sido assim, ou seja, perceberem que o que está sob avaliação é a sua personalidade, e não uma doença. Em segundo, o argumento de existirem pessoas que têm problemas semelhantes, ou até mais graves, e não precisam se tratar.

Até que ponto o comportamento de uma pessoa pode ser atribuído à personalidade ou a uma doença?

Para entender melhor, é necessário compreender o conceito de "personalidade". Uma definição simples e didática de personalidade seria: o conjunto de aspectos psíquicos que caracterizam um indivíduo, diferenciando-o de outros.

A maioria das pessoas acredita que a personalidade não muda, que uma pessoa vai ter sempre o mesmo perfil, a vida inteira. Essa idéia não é correta; na realidade, a personalidade pode ser dividida em dois componentes principais: o temperamento e o caráter.

O *temperamento* se refere às características de comportamento mais estáveis, que já estão presentes desde a primeira infância, e são mais fortemente associados com fatores hereditários e genéticos.

O *caráter* seria o embasamento moral, mais relacionado com as influências culturais e sociais.

A personalidade de um indivíduo dependeria, portanto, das influências socioculturais sobre a base de temperamento. Sendo assim, pode ser mudada, evoluindo de acordo com o que a pessoa aprende durante a vida e incorpora às suas características individuais.

Quadro 7 | **Aspectos relacionados ao temperamento e ao caráter**

Exemplos de aspectos relacionados ao temperamento	Exemplos de aspectos relacionados ao caráter
Introversão/extroversão	Habilidades sociais
Autocontrole/descontrole (impulsividade)	Habilidades políticas
Melancolia/alegria (humor)	Honestidade/desonestidade
Calmo/nervoso (irritabilidade)	Religiosidade

Dessa maneira, se uma doença pode alterar o comportamento de uma pessoa, mudando a forma como ela reage aos estímulos ambientais (sociais e culturais), essa doença pode modificar e influenciar a formação da personalidade.

Se a doença bipolar começar bem cedo, na fase da infância ou da adolescência, a influência dela na formação da personalidade vai ser maior, uma vez que a personalidade só se estabiliza de forma consistente após os 25, 30 anos.

Mesmo em pessoas mais velhas, a doença pode alterar significativamente uma grande gama de comportamentos, que podem ser incorporados à personalidade, talvez de maneira menos drástica e marcante.

Como ficaria a personalidade de uma criança que desde os 7 anos de idade é sempre hiperagitada, elétrica, acelerada, falante, intrometida, dona da verdade? E como ficaria a personalidade de uma menina que sempre está com tristezas sem motivo, um desespero e um mal-estar incompreensíveis? E um adolescente que às vezes está extremamente sociável, alegre, divertido, animado, topando tudo, inventando e criando projetos, e, em outros momentos, desanima, evita os amigos, dorme o dia inteiro, irrita-se por qualquer coisa, fica briguento e perde amizade com a mesma facilidade com que as ganhou?

Pais e colegas dessas crianças e adolescentes teriam dificuldades para lidar com esses "problemáticos" complicados, mas dificilmente imaginariam que eles sofreriam de uma doença. Eles cresceriam com a auto-estima marcada pelos adjetivos preguiçoso, descontrolado, bravo, volúvel, difícil.

Esses breves exemplos servem para ilustrar as dificuldades em diferenciar aspectos da doença bipolar com elementos da personalidade. Na realidade, os pacientes bipolares geralmente já possuíam sintomas leves desde a infância, que foram interferindo e moldando parcialmente sua personalidade.

Para esses pacientes, os comportamentos complicados, as reações que não queriam ter diante das situações do dia-a-dia faziam parte da sua personalidade, e eles eram responsáveis pelos seus atos, e se culpavam e sofriam pelo que eram. Percebiam a desaprovação de pais, parentes, amigos e colegas, que reforçavam essa auto-imagem negativa.

Portanto, a doença bipolar modifica a personalidade, pelo menos na sua formação. Assim, quando um paciente argumenta que sempre teve os comportamentos alterados, esse argumento não descarta a presença da doença bipolar, podendo até reforçar o diagnóstico, como evidência de sintomas pré-doença.

E quando um paciente argumenta que existem outras pessoas que fazem as mesmas coisas, ou até piores, e não se tratam?

Nesse caso, é só olhar com mais cuidado para a vida da pessoa que não se trata por não aceitar ter uma doença mental. Geralmente, esses indivíduos têm uma vida com muitos problemas, e também sofrem conseqüências funestas com esses comportamentos, embora apresentem resistência (quase sempre por preconceito) em aceitar que seus problemas se devem a uma doença mental.

Essa resistência é uma das principais razões para o atraso na busca por ajuda, com conseqüente acúmulo de prejuízos e o reforço de padrões inadequados de comportamento e de personalidade. Portanto, logicamente, esse paciente não pode se justificar dando um exemplo incorreto, inadequado, de pessoas que deveriam se tratar e não aceitam fazê-lo.

Tais argumentos apenas exemplificam a complexidade do fenômeno da bipolaridade no gênero humano. Certamente existem pessoas que possuem características de pacientes bipolares, mas que não apresentam prejuízos, ou não tiveram sua personalidade afetada a ponto de ter problemas com auto-estima ou com sua vida social, afetiva, profissional, acadêmica. Essas características não existiam em quantidade excessiva e não tinham intensidade ou gravidade suficientes para causar prejuízos.

Em alguns exemplos pouco comuns, parentes de pacientes bipolares podiam ser extremamente ativos, agitados, indivíduos que habitualmente dormiam apenas de quatro a cinco horas por dia, e achavam que era suficiente. Eram muito produtivos e criativos, e, apesar de poderem ser irritáveis e de temperamento difícil, conseguiam realizar grandes feitos e obter reconhecimento. É comum ter famílias de bipolares com políticos, empresários, artistas, diplomatas e outros exemplos de sucesso.

Portanto, quem seria bipolar e quem não seria? Quais são os limites da normalidade?

A maior parte dos especialistas acredita que esses limites não existem, que há, sim, uma gradação de intensidade, que uma parte grande da população teria tendências, poucos sintomas, com poucos prejuízos, e que apenas, eventualmente, poderiam desenvolver quadros mais graves, que necessitariam de tratamento.

O critério ideal seria saber quais os genes e as situações estressantes que poderiam indicar se uma pessoa vai ter a doença ou não. Mas a ciência desconhece esses genes e como eles se relacionam com as situações estressantes. Então, talvez, o melhor critério para diferenciar o normal do patológico seria o de prejuízo, quando os sintomas afetivos acabam trazendo problemas e sofrimentos. Pelo menos assim pode-se tentar definir quem deve ou não ser tratado, o que facilita uma questão prática, que é do planejamento do tratamento.

Portanto, se uma pessoa descobre possuir alguns dos sintomas afetivos que definem a doença bipolar e a depressão tanto como parte da sua personalidade, ou em algum momento da sua vida, talvez não necessite de tratamento. A questão principal é perceber se esses sintomas são a base de alguns problemas na sua vida que podem ser graves.

Esse reconhecimento é, na realidade, a grande e a maior dificuldade, pois a tendência de negar que se tem um problema mental é praticamente universal; a maior parte das pessoas não aceita facilmente que possui depressão ou doença bipolar. Se reconhecem, não aceitam rapidamente que mereçam algum tratamento, principalmente medicamentoso.

Espectro bipolar: divisão unipolar–bipolar à doença afetiva única

No capítulo anterior, já tinham sido discutidas as mudanças cíclicas das tendências de definições diagnósticas, ora pendendo para uma doença única (psicose maníaco-depressiva), ora para diagnósticos delimitados, categorizados (depressão unipolar e bipolar).

As evidências recentes não permitem afirmar que existe uma categoria única, uma doença do espectro bipolar, mas tampouco pode se afirmar que as depressões sem sintomas hipomaníacos, maníacos ou mistos sejam realmente uma doença separada da doença bipolar.

Para médicos psiquiatras e pacientes, essas indefinições teóricas e acadêmicas não devem paralisar a atitude prática diante do problema. Independentemente de saber se a verdade está na divisão entre depressão unipolar e bipolar, ou se é uma doença única, a atitude diante do quadro clínico da doença deve ser firme e objetiva, a fim de enfrentar os episódios afetivos com todos os recursos disponíveis, o mais rápido e eficientemente possível, para minimizar os prejuízos desastrosos causados por essas condições.

Cabe aos médicos psiquiatras manterem-se atualizados ao máximo sobre todos os avanços científicos a respeito do tema, buscando aprimoramento nas técnicas de avaliação dos quadros afetivos e nos tratamentos adequados para cada caso.

Cabe aos pesquisadores tentar buscar respostas que auxiliem os médicos e outros profissionais de saúde a abordar de maneira cada vez mais eficiente esse problema.

E, por fim, cabe aos pacientes serem humildes e aceitar a ajuda de familiares, amigos e profissionais de saúde, cooperando e, principalmente, avaliando e questionando a utilidade do tratamento proposto.

A realidade atual do conceito do espectro bipolar exige uma reavaliação de alguns conceitos diagnósticos e de avaliação clínica que vão ampliar o diagnóstico de depressão bipolar, mudando radicalmente a estratégia de tratamento de uma proporção grande de pacientes que vinham sendo tratados como portadores de depressões unipolares. Além disso, a preocupação da ampliação do diagnóstico para um contingente que antes não recebia a tarja de doente mental deve ser levada em consideração nas pesquisas científicas, para que se possa definir, com clareza, quem realmente está sob risco de desenvolver uma doença bipolar ou depressiva, e quais seriam as condutas preventivas eficazes para evitar que essas condições aflorem na vida de tais pessoas.

Na prática, o que se deve esperar dos médicos e dos outros profissionais de saúde? Que eles façam um diagnóstico clássico, oficial, adequado, o que é perfeitamente possível, pois as definições estão à disposição de todos.

Se, no caso, for um episódio depressivo, definir quais os fatores que indicam a probabilidade de se ter um transtorno bipolar "camuflado". Uma vez definido o "grau" de bipolaridade, avaliar os principais prejuízos do presente e do passado, para que seja feita uma programação que aborde os principais riscos causados, tanto pela doença como pelo futuro uso das medicações e das outras terapias de apoio, como a psicoterapia.

A solução dos problemas dos pacientes não deve esperar pela definição teórica da dicotomia unipolar–bipolar. O mais importante é trabalhar para que pacientes, familiares e equipe de saúde mental possam se ajudar mutuamente para vencer essa batalha, com todos os recursos adequados para cada situação.

5 | Transtorno bipolar:
por que é tão comum?

Transtorno bipolar: o quanto é comum?

Os transtornos afetivos, como um todo, constituem um problema que afeta muitas pessoas no mundo todo. Estima-se que o risco de uma pessoa ter alguma forma de distúrbio afetivo que mereça tratamento, alguma vez na vida, é de 18% da população no Brasil[3]. Assim, numa empresa de cem funcionários, cerca de 18 deles deverão ter alguma forma de depressão que necessite de tratamento em algum momento da vida. No Brasil, assim como na maioria dos estudos realizados no mundo, a porcentagem de pessoas que neste instante estariam com um quadro depressivo fica em torno de 5%, o que também pode ser considerado um índice extremamente alto.

A depressão é duas vezes mais freqüente nas mulheres do que nos homens. Proporções similares ocorrem no transtorno bipolar do tipo II. No transtorno bipolar do tipo I, essa diferença deixa de existir; o número de mulheres é parecido com o número de homens afetados[4].

---

[3] Andrade, L.; Walters, E.E.; Gentil, V.; Laurenti, R. "Prevalence of ICD-10 mental disorders in a catchment area in the city of São Paulo". *Soc. Psychiatry Epidemiol*, São Paulo, jul. 2002, n. 37, a. 7, p. 316-25.
[4] Moreno, D. H.; Dias, R. S.; Moreno, R. A. "Transtornos do humor". In: Louzã Neto, M. R.; Elkis, H. (eds.). *Psiquiatria básica*. Porto Alegre: Artmed, 2007, p. 219-34.

A tendência de o transtorno bipolar ocorrer mais freqüentemente no gênero feminino seria explicada pela provável influência da flutuação de hormônios sexuais femininos em mulheres sensíveis a eles na evolução da doença depressiva.

Em estudos científicos de países de cultura ocidental, observou-se que os quadros depressivos acontecem mais em pessoas solteiras e separadas do que em pessoas casadas, e mais naquelas que residem em áreas urbanas do que em rurais.

O mais preocupante é que a tendência constatada nos países de cultura ocidental é de os quadros depressivos ocorrerem mais em pessoas jovens do que em idosas, e a proporção vem aumentando no grupo de jovens a cada geração que passa.

Duas das possibilidades que poderiam explicar esse crescimento seriam o aumento da urbanização e, como conseqüência, tendência maior de isolamento social por causa da valorização do individualismo; e grandes mudanças no papel ocupacional tanto de homens como de mulheres, com níveis de exigências cada vez maiores, sem a contrapartida da melhora de qualidade de vida.

Outras explicações poderiam ser o aumento do uso de drogas ilícitas, como a cocaína e o ecstasy, ou de drogas lícitas que possam induzir quadros afetivos que, de outra maneira, poderiam passar inertes, continuar inativos.

Um exemplo elucidativo seria o uso de antidepressivos em larga escala, inclusive para tratar sintomas não afetivos como dor crônica, que poderia desencadear um transtorno bipolar do humor. Outro exemplo é o uso indiscriminado, pelo menos no Brasil, de drogas para emagrecimento, especialmente os anorexígenos da classe das anfetaminas, como a anfepramona e o femproporex. Essas substâncias podem induzir quadros psicóticos, com alucinações e delírios, e piorar a evolução dos transtornos afetivos, tornando-os mais graves e difíceis de serem tratados.

Os transtornos afetivos causam perdas econômicas consideráveis, na forma de gastos com internação hospitalar, tratamento médico e medicamentos, além dos dias de trabalho perdidos pela depressão, incluindo as perdas por morte precoce (suicídio).

Estima-se que os custos da depressão nos Estados Unidos fiquem em, pelo menos, 43 bilhões de dólares por ano, sendo uma das doenças de maior custo, próxima da Aids (66 bilhões) e das doenças cardíacas (também estimadas em 43 bilhões).

A depressão é uma das principais causas de má qualidade de vida quando se fala em problemas de saúde. Em países desenvolvidos, está entre os três problemas de saúde mais importantes na deterioração da qualidade de vida. Em países em desenvolvimento, como o Brasil, estima-se que esteja entre as dez doenças mais influentes na piora da vida das pessoas.

Concluindo, os transtornos afetivos em geral são um grande problema para muitas pessoas, para as empresas e para os governos, muito mais do que se poderia imaginar. Saber disso é importante para os pacientes, pois grande parte deles acha que são os únicos a sofrerem dessa doença, e podem ficar mais aliviados ao saberem que muitas outras pessoas, às vezes famosas e bem-sucedidas, também já sofreram, sofrem e podem vir a sofrer de distúrbios do humor.

Transtorno bipolar: existem razões para ser tão comum?

É estranho pensar que uma doença que causa tantos problemas e prejuízos ocorra de modo tão freqüente e, ainda pior, cuja incidência esteja aumentando a cada geração.

Pensando do ponto de vista evolutivo, se uma doença é muito deteriorante, os portadores das características associadas à ela deveriam ter sido preteridos na evolução, pois não teriam conseguido vencer na competição com outros seres humanos, não portadores dessa condição, e seus genes poderiam ter tendido ao desaparecimento. Se existem tantas pessoas com essa condição, de certa maneira, algo que está associado à doença também deve ter facilitado a sobrevivência de seus portadores, ou mesmo ter fornecido vantagens adaptativas para seus descendentes.

Dessa forma, a teoria evolucionista de Darwin seria a base para a criação de algumas hipóteses sobre as razões do fato de a bipolaridade ser tão comum, por definir características de personalidade e de comportamento que trariam vantagens evolutivas para os portadores de quadros leves ou mínimos.

Sendo essas hipóteses válidas, poderão ser um alento para familiares e pacientes, por lhes dar a consciência de que tais características não são apenas "defeitos", ou características que denigrem e prejudicam, mas podem ser fatores de boa adaptação social se estiverem em intensidade controlada e adequada.

O autor que compilou os principais estudos e organizou as hipóteses chama-se Hagop Akiskal, médico psiquiatra americano e uma das maiores referências na área de transtorno bipolar e espectro bipolar. Ele descreveu alguns temperamentos do espectro bipolar que podem ser considerados normais ou, para alguns especialistas, como temperamentos que predisponham ao desenvolvimento de alguma doença afetiva. Esses temperamentos poderiam estar associados a comportamentos que poderiam melhorar a adaptação evolutiva do indivíduo.

Veja a seguir um breve resumo da pesquisa do autor sobre esses temperamentos.

- *Temperamento ansioso/preocupado*: pessoas que possuem um traço forte de preocupação e ansiedade tendem a tomar atitudes que podem ser consideradas altruístas, como se preocupar com os outros, proteger e defender pessoas, instituições ou causas para o bem do seu grupo. A maioria dos pacientes bipolares possui intensos sintomas ansiosos, e a preocupação excessiva é muito comum. Esse traço também pode ser observado com freqüência em familiares de pacientes bipolares.
- *Temperamento fóbico-ansioso*: em geral, pessoas que possuem esse traço de medo e ansiedade acentuado buscam alívio e segurança nas relações com indivíduos cuja personalidade seja mais dominante, cuja postura os tranqüilize, dando-lhes proteção. Pessoas com temperamento fóbico-ansioso acabam por privilegiar essas relações, valorizando-as, podendo ser um importante fator de bipolarilidade principalmente em relacionamentos conjugais. É comum pacientes bipolares e alguns de seus familiares possuírem comorbidades, como o transtorno de ansiedade generalizada, a fobia social, o transtorno do pânico e agorafobia, e a fobia simples (medo grave de insetos e outros animais, de altura etc.).
- *Temperamento depressivo ou melancólico*: pessoas que têm tendência a serem mais depressivas, pessimistas, negativistas,

costumam ser muito inseguras e preocupadas, além de não conseguirem ter muito prazer em atividades de lazer, ou de outra natureza. Se possuem energia física e mental para trabalho, escola ou atividades domésticas, costumam canalizar tais energias para atividades que consideram produtivas, que possam dar segurança financeira, afetiva, ou prover um futuro melhor. É comum pessoas com tendências para serem distímicas, cujos sintomas depressivos são leves e de longa data, serem trabalhadores intensivos, viverem para o trabalho. Tais pessoas acabam tendo vantagens profissionais, e, no caso das mulheres que trabalham nas atividades domésticas, elas não são valorizadas por isso, o que reforçaria a estabilidade conjugal.

- *Temperamento ciclotímico*: existem alguns estudos científicos que mostram uma tendência maior à criatividade nas pessoas que têm freqüentes e inconstantes flutuações do humor, talvez por buscarem mais novidades. Essa criatividade normalmente se manifesta nos momentos de euforia, o que já foi mencionado até mesmo por Aristóteles, que descreveu a presença freqüente de melancolia em pessoas que possuíam momentos de genialidade. É importante ressaltar que a criatividade só pode ser efetivamente aproveitada se a fase de euforia for leve o suficiente para não prejudicar a noção de adequação e de avaliação da realidade.

Se a euforia for excessiva, características como distração, irritação, aumento excessivo da auto-estima, impulsividade e tendências irrealistas de supervalorizar suas capacidades e suas realizações podem impedir que a criatividade possa ser expressada ou ainda valorizada. Entretanto, se a euforia for leve o suficiente, uma pessoa que tenha inúmeros momentos de grande otimismo, autoconfiança plena e indestrutível, grande energia, idéias novas, seja pouco propenso a respeitar os limites habitualmente impostos pela sociedade, pode acabar realizando feitos pioneiros, criativos, que podem revolucionar e contribuir de maneira importante para o crescimento da humanidade como um todo.

- *Temperamento hipertímico*: é comum existir parentes de pacientes bipolares que possuam sintomas hipomaníacos de maneira estável durante a vida. São pessoas que sempre estão bem-dispostas, alegres, muito ativas e produtivas, muitas vezes tendo pouca necessidade de sono, ou seja, dormem sempre de quatro a seis horas por dia, sem sentir falta de mais descanso. Podem ser sempre irritadiças também, por vezes agressivas, mas nunca apresentam sintomas depressivos significativos.

As pessoas com temperamento hipertímico costumam ser extremamente bem-sucedidas profissionalmente, com tendência para serem líderes, e podem ainda ter grande sucesso em termos sociais e nos relacionamentos afetivos, pois é comum serem muito sedutores e atraentes, além de bem ativos sexualmente. Não é raro que tais pessoas acabem tendo diversos casamentos, estejam envolvidas em vários projetos e empresas diferentes, e tenham grande projeção social ou profissional. Por serem bem-sucedidas, têm mais chance de transmitir seus genes para uma prole grande, com maiores chances de escolher parceiros de melhor "qualidade".

De certa maneira, características dos transtornos bipolares, quando aparecem de modo leve, podem representar vantagens para os portadores de tais características. Entretanto, essa mesma tendência pode ser seu ponto fraco, por aumentar o risco de haver algum episódio afetivo na vida, sendo esse episódio representado como o momento em que as características dos transtornos bipolares aparecem de forma mais acentuada, prejudicando em vez de oferecer vantagens a esses indivíduos.

Essa ambigüidade é muito difícil de ser percebida, de ser reconhecida pelos pacientes e familiares, e pode dificultar bastante a aceitação dos transtornos bipolares como um modo de fragilidade, de doença. Um fato importante, entretanto, é o outro lado da moeda: para os que sentem os grandes sofrimentos que a doença lhes acarreta, pode ser alentador saber que tais características, se forem amenizadas e controladas na sua intensidade, podem ser até mesmo um elemento vantajoso em algumas situações. Os pacientes bipolares devem valorizar algumas de suas características típicas dos transtornos afetivos, aproveitando-as, otimizando-as, desde que estejam em níveis controlados de intensidade, o que quase sempre representa um cuidado contínuo com o tratamento medicamentoso e psicoterápico.

Em uma análise mais geral, pode-se levantar a hipótese de que as características provenientes dos genes que causam as bipolarilidades presentes nos transtornos afetivos podem ser de grande importância para a manutenção da espécie humana, por propiciar indivíduos criativos, aglutinadores, altamente produtivos, ou indivíduos precavidos, persistentes e altruístas. Essas qualidades poderiam explicar o porquê da alta prevalência de tais características na população em geral. O custo, entretanto, pode ser alto, na forma dos transtornos afetivos e suas conseqüências. E o grande passo que está sendo dado nos últimos tempos é a possibilidade de o problema poder ser abordado, tratado, minimizado ao máximo, com as contínuas descobertas na área terapêutica. Antes de entrar na área terapêutica, entretanto, é importante ter uma idéia dos conhecimentos já adquiridos nas questões biológicas relacionadas aos transtornos afetivos, em especial aos transtornos bipolares.

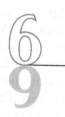

Causas do transtorno bipolar:
descobrindo a biologia do complexo mente-corpo

Quando uma pessoa recebe a notícia de que tem uma doença, uma das primeiras perguntas é: por que acontece essa doença? A idéia subentendida nessa pergunta costuma ser: se a doença tem um causa, talvez essa causa pudesse ser eliminada, com o conseqüente desaparecimento da doença, como se fosse um câncer inicial curável por uma simples cirurgia, ou uma infecção causada por uma bactéria que poderia ser eliminada com o uso de um antibiótico.

O transtorno bipolar possui uma peculiaridade a mais, própria das doenças que alteram o comportamento, que seria a possibilidade de a causa ser algo não biológico, algo que acontece na vida das pessoas e que afete gravemente o estado psicológico. Já está bem arraigado no imaginário popular que os distúrbios psicológicos podem ter sua origem, ou causa, vinculada a algum trauma psicológico que ocorreu no passado, como um abuso sexual ou violência na infância. Outra possibilidade seria que alguma situação traumática mais recente pudesse causar a alteração do comportamento, como um assalto, ou um relacionamento amoroso muito conturbado. Se essa idéia correspondesse à verdade, um tratamento psicológico poderia ajudar a superar o trauma e o problema desapareceria para sempre. E, melhor ainda, sem precisar de remédios!

Por mais tentadora que seja essa idéia, ela não passa de uma versão parcial e simplista da verdade, na melhor das hipóteses.

Para entender de maneira mais precisa o que foi colocado nos parágrafos anteriores, seria melhor discutir dois temas: a questão da causalidade de uma doença na medicina e na psicologia e a relação das causas com as possibilidades de cura do transtorno bipolar.

Causalidade em medicina e em psicologia

A busca da causa de uma doença em medicina não é tarefa simples. Um exemplo seria o infarto do coração (ou do miocárdio). O coração de um infartado parou de bater porque uma ou mais artérias do coração (chamadas de coronárias) entupiram de repente. O sangue não chegou mais a uma parte grande desse órgão, faltou-lhe oxigênio, até que essa parte começou a sofrer e acabou morrendo. A causa é o entupimento das artérias coronárias.

Mas, então, por que entupiu? Porque as artérias estavam inflamadas, cheias de gordura. A inflamação poderia ser devida ao cigarro, ou a uma vida muito sedentária, ou a uma alimentação com poucos antioxidantes, ou a um diabetes melito, que facilitaria a inflamação. Ou, também, o infarto poderia ter sido causado pelo excesso de gordura e de colesterol, que seria conseqüência de uma dieta muito gordurosa, ou simplesmente por uma questão genética, uma tendência que o corpo daquele paciente teria de produzir colesterol demais.

Portanto, a causa do infarto, que poderia ser expressa apenas por uma artéria coronária entupida, na realidade possui uma gama grande de causas possíveis, cuja importância pode variar de pessoa para pessoa, perpassando questões genéticas, estilo de vida, da dieta, ou presença de outras doenças que facilitariam a ocorrência do problema.

Na medicina, um leque variado de causas parece ser a regra para a maioria das patologias. Até mesmo uma doença cuja causa seria considerada a mais biológica possível, como uma infecção por bactérias, também depende de outros fatores, pois alguns indivíduos podem ser infectados por uma bactéria fatal e não ficar doentes, enquanto outros poderiam até morrer.

Essa diferença, na verdade, depende da história da pessoa, que pode ter recebido uma vacina no passado, ou ter um sistema de defesa, chamado de sistema imunológico, que, se falhar de modo incontornável, nunca conseguiria proteger o corpo daquela bactéria.

E os distúrbios psicológicos, como eles surgem?

Também em casos desse tipo, múltiplos fatores parecem interferir, como a situação sociocultural em que o indivíduo nasce e se desenvolve, incluindo a história familiar: fatos marcantes, favoráveis ou desfavoráveis, que ocorreram na sua vida; a presença de algum problema biológico, como o surgimento de uma doença incapacitante ou desfigurante, que podem destroçar a auto-estima de uma pessoa; e, talvez, o principal, que seria a base das questões psicológicas: o temperamento, já discutido anteriormente, e que certamente tem base genética bem definida.

Então, quais seriam as causas do transtorno bipolar?

Intuitivamente, após esses exemplos, pode-se falar que são várias. Algumas bem-aceitas, como a questão genética ou hereditária, e outras que ainda levantam dúvidas e polêmicas, como traumas psicológicos, situações estressantes, fatores biológicos diversos ou fatores nutricionais.

A QUESTÃO HEREDITÁRIA OU GENÉTICA

Um dos principais fatores biológicos que favorecem o transtorno bipolar é a tendência genética ou hereditária. Um exemplo que esclareceria melhor pode ser o de uma pessoa que fica deprimida e que poderia ter herdado alguma fragilidade, desde o nascimento. Essa fragilidade já existiria em outras gerações, na forma de crises depressivas, na história dos pais, avós, irmãos ou outros parentes próximos. Essa tendência hereditária é amplamente aceita pela medicina em virtude das evidências científicas acumuladas.

A principal evidência é por intermédio do estudo dos transtornos afetivos em irmãos gêmeos. Quando dois irmãos são gêmeos idênticos, considera-se que possuam praticamente os mesmos genes. Se um irmão gêmeo idêntico apresenta transtorno bipolar alguma vez na vida, a probabilidade de o outro gêmeo também apresentar, alguma vez na vida, é em torno de 70%. Quando são irmãos gêmeos não idênticos, ou irmãos não gêmeos, essa taxa de concordância fica em torno de 20%. A diferença (70% contra 20%) sugere que o transtorno bipolar é fortemente associado com tendência genética ou hereditária.

Outro tipo de estudo também supõe, fortemente, a existência de uma tendência genética para o transtorno bipolar. No caso de irmãos que foram adotados separadamente por famílias diferentes, e um dos irmãos apresenta transtorno bipolar, a probabilidade de o outro também ter transtorno bipolar é maior do que no caso de pessoas adotadas sem história de transtorno bipolar na família. Isso revela que o surgimento do transtorno bipolar depende bem mais da tendência hereditária do que do ambiente familiar, o qual poderia, porventura, ser desencadeante da doença.

Apesar dessas demonstrações científicas, ainda não foram detectados com clareza quais seriam os genes associados ao transtorno bipolar. Inúmeros estudos foram e continuam sendo feitos, com resultados pouco consistentes. Talvez os genes mais fortemente relacionados sejam os que regulam a atividade de neurotransmissores, que são substâncias que promovem a comunicação e a troca de informações entre uma célula nervosa (neurônio) e outra.

Os principais neurotransmissores relacionados com o transtorno bipolar são a serotonina, a dopamina, a noradrenalina, o Gaba e o glutamato, sendo os principais estudos positivos por enquanto, e mais evidentes, para a serotonina. Supõe-se que o transtorno bipolar deva exigir um número grande de genes predisponentes para que a doença possa aparecer, mas não se sabe quantos, quais e como eles devem interagir para que surja a doença.

Os resultados ainda inconsistentes não são uma indicação de que a tendência hereditária não deva ser um fator importante, e sim de que a ciência, com sua tecnologia atual, ainda não conseguiu achar provas definitivas.

DOENÇA DOS RITMOS BIOLÓGICOS

Uma das faces que exemplifica melhor a instabilidade do transtorno bipolar são as alterações dos ritmos biológicos. Os distúrbios dos ritmos biológicos podem ser divididos em distúrbios dentro do ciclo de um dia (distúrbio circadiano), mensal (ou lunar) ou sazonal (de acordo com as estações do ano).

As insônias das depressões melancólicas, os sonos intermináveis e escapistas das depressões atípicas, a diminuição da necessidade do sono nas manias e hipomanias são muito comuns e, por vezes, podem se constituir na maior queixa dos pacientes. Nos pacientes melancólicos, a angústia surge no meio da madrugada, depois que o sono se foi de vez, e o sofrimento pode se amenizar no decorrer do dia.

Em pacientes altamente ansiosos, o ritmo do dia pode ser outro: começa-se o dia relativamente bem, mas a angústia vai se construindo até o ápice ser atingido com o fim da tarde. Às vezes, o apetite também pode aparecer de forma rítmica, com náuseas pela manhã, ou crises de consumo explosivo de carboidratos (doces, massas, derivados de arroz e batatas etc.), que costumam ocorrer no final da tarde ou à noite, como nos famosos assaltos à geladeira de madrugada.

O principal distúrbio mensal é a piora pré-menstrual dos quadros depressivos nas mulheres sensíveis às alterações hormonais. Essa piora pré-menstrual pode ser confundida com a tensão pré-menstrual, pois as mulheres deprimidas podem ter os sintomas depressivos leves e mais toleráveis na primeira quinzena do ciclo menstrual, que passam relativamente despercebidos, e apresentam uma piora nítida e progressiva até a menstruação, quando ocorre uma súbita diminuição dos sintomas, entretanto, sem o desaparecimento completo. Muitas mulheres acham que a piora pré-menstrual seria apenas uma tensão pré-menstrual, tão comum e tão "normal", e não procuram ajuda adequada.

Outro distúrbio bem comum é a depressão sazonal de inverno, quando as crises de depressão ocorrem preferencialmente nessa estação. Tal forma é bem freqüente, geralmente se apresentando como uma depressão atípica, e é muito comum haver hipomania durante a primavera e o verão. Também podem ocorrer manias de verão, manias de inverno, ou, em alguns casos, as crises de mania ou de depressão que surgem sempre na mesma época do ano, como se fossem datadas.

O principal fator que influi na sazonalidade dos transtornos afetivos é a exposição à luz, que muda de acordo com a estação do ano. Aparentemente, a duração total do dia e a intensidade da luz natural parecem definir o início de uma crise depressiva ou hipomaníaca/maníaca, pois o cérebro humano consegue distinguir as diferenças na intensidade e no tempo de exposição à luz, e essas diferenças mudam a atividade de um hormônio, a melatonina, que é responsável pela sincronização de todas as outras atividades do corpo. O corpo só sabe se é dia ou noite de acordo com a concentração da melatonina, e todos os outros hormônios e os outros órgãos vão ser ativados mais cedo ou mais tarde de acordo com esse hormônio.

Distúrbios no controle da melatonina foram estudados, e ainda não foram completamente elucidados. Parecem depender, entre outros fatores, de variações na função de alguns genes relacionados com o controle do ciclo circadiano e sazonal.

Como já foi descrito anteriormente, os distúrbios do ritmo biológico no transtorno bipolar podem ser altamente incapacitantes, pois os pacientes trocam facilmente o dia pela noite, sem conseguir manter compromissos por não conseguirem acordar na hora certa, ou ficam acordados nos horários em que o mundo está dormindo.

Em vários pacientes, crises de mania podem ser desencadeadas por uma noite sem dormir, por exemplo uma noitada na balada. O fato de não dormir pode inclusive ter efeito antidepressivo breve e fugaz em pacientes depressivos, podendo ser utilizado para ajudar tratamentos antidepressivos, sendo chamado de privação do sono.

Esse tipo de tratamento adjuvante não é amplamente aceito, pois pode aumentar o risco de provocar instabilidade do humor, aumentando a ciclagem, diminuindo o período entre uma crise e outra, e, portanto, piorando a evolução da doença.

OUTROS FATORES BIOLÓGICOS

Apesar de a questão genética ser muito importante, existem vários casos de transtorno bipolar em que não existe nada na história familiar da pessoa que justifique esse transtorno. Nessa situação, sempre é necessário verificar se não há algum outro fator biológico que possa estar ajudando a criar ou desencadear o transtorno bipolar.

Qualquer problema de saúde pode desencadear um episódio afetivo. Alguns tipos de problemas parecem ter maior possibilidade de induzir depressões ou manias, como doenças do sistema endocrinológico (que controla os hormônios), doenças do sistema neurológico (tumores cerebrais, derrames cerebrais e outros) e doenças que atacam o sistema imunológico (que controla as defesas do corpo).

Vários casos de transtorno bipolar na verdade são sintomas iniciais de outras doenças. Cabe ao médico avaliar se essas doenças estão presentes, pois, se estiverem, têm prioridade no tratamento. Em muitos casos, se o problema de saúde for controlado, o tratamento do transtorno bipolar será muito facilitado.

Relatos interessantes mostram que pacientes bipolares têm maior probabilidade de terem tido problemas no ato de seu nascimento, ou seja, que no parto surgiram problemas que afetaram a sua saúde, fato sugestivo de que lesões cerebrais ocorridas na fase do parto poderiam facilitar o surgimento de um transtorno afetivo. Outros relatos mostram que pacientes bipolares nascem mais no inverno, gerando uma hipótese de que possíveis infecções virais durante a gravidez poderiam alterar o desenvolvimento cerebral do feto, facilitando o surgimento de um transtorno bipolar. Esses relatos não provam nada, mas fazem pensar que há muitas causas possíveis, as quais poucos conseguiriam imaginar.

Outra situação muito freqüente é o desencadeamento e a manutenção de um episódio afetivo por efeito de medicamentos e drogas. Remédios para controlar a pressão arterial, para tratar câncer e inúmeros outros medicamentos podem induzir um episódio depressivo ou maníaco. O mesmo acontece com drogas como o álcool e a cocaína.

No caso das drogas que causam dependência, fica ainda mais complicado, pois diversas pessoas com transtorno bipolar tentam diminuir ou controlar os sintomas depressivos, ou aumentar os sintomas maníacos, com o uso da droga. É a velha história de "afogar as mágoas" com o álcool, ou "sair da fossa" com a cocaína, ou ainda melhorar o desânimo com os estimulantes como a anfetamina. Para tais pessoas, fica muito difícil saber o que veio primeiro: o uso da droga ou o transtorno bipolar. De qualquer maneira, nesses casos, o tratamento do transtorno bipolar sempre ajuda muito, até mesmo a melhorar a dependência das drogas, apesar de não garantir melhora completa na maioria dos casos.

Outro fator biológico importante, principalmente como desencadeante de episódios depressivos, é a fase pós-parto. Essa é certamente a fase da vida da mulher de maior risco para ter transtorno bipolar, depressão e outras doenças mentais. Cerca de 10% das mulheres na fase pós-parto acabam desenvolvendo um episódio depressivo que precisa de tratamento, e entre 30% e 80% das mulheres nessa fase acabam tendo crises breves de sintomas depressivos, que melhoram sozinhos após cerca de dez dias.

É muito provável que exista alguma relação entre os hormônios sexuais femininos e o desencadeamento de um episódio afetivo, principalmente depressivo, com forte risco nas fases de grandes mudanças da concentração desses hormônios, como no pós-parto e na fase reprodutiva da mulher, que pode ser representada pela disforia pré-menstrual, identificada por sintomas depressivos que ocorrem na fase pré-menstrual e que melhoram após a menstruação. A disforia pré-menstrual pode ser considerada uma forma mais grave de síndrome pré-menstrual.

Causas definitivas para a depressão pós-parto e para a disforia pré-menstrual ainda não foram descobertas. Suspeita-se de que não sejam distúrbios dos hormônios, e sim uma sensibilidade aumentada de algumas mulheres para as flutuações hormonais normais, ou seja, os hormônios não estão aumentados, diminuídos ou sendo secretados de maneira errada; apenas ocorre que as mulheres mais sensíveis têm receptores de hormônios (estrógeno e progesterona, entre outros) no cérebro que alteram muito mais o seu funcionamento, e outras mulheres não possuem essa sensibilidade.

Existem evidências científicas de que alguns fatores da alimentação poderiam estar relacionados de modo direto com uma evolução ruim de um transtorno afetivo. Várias deficiências de vitaminas estão associadas com depressão, especialmente a vitamina B12 e o ácido fólico. A simples reposição dessas vitaminas pode ajudar muito no tratamento.

Outra substância, cuja falta parece influenciar no surgimento e na evolução de doenças afetivas é o ômega-3, um tipo de gordura (ácido graxo poliinsaturado) que o corpo humano não produz e que é essencial para a sobrevivência. Portanto, é fundamental que esse óleo seja obtido por meio da alimentação. Ele pode ser encontrado na gordura de peixe e em alguns óleos vegetais, especialmente no de canola.

A dieta brasileira é das mais pobres em ômega-3 do mundo. Existem estudos que mostram que baixos níveis de ômega-3 na dieta estão associados com maiores taxas de depressão pós-parto, transtorno bipolar e suicídio, e que os níveis de ômega-3 no sangue são mais baixos em bipolares, deprimidos e suicidas em relação a pessoas normais.

CAUSAS PSICOLÓGICAS, SITUAÇÕES ESTRESSANTES E DESENVOLVIMENTO DOS TRANSTORNOS AFETIVOS

Na história dos pacientes bipolares, principalmente dos mais graves, é muito comum a existência de problemas crônicos e graves de relacionamento familiar, ou a ocorrência de traumas graves, por exemplo, ter sofrido violência física na infância, violência sexual ou perdas graves, como a perda de pais, filhos e parentes próximos. A maioria dos pacientes bipolares e seus familiares atribuem as grandes tristezas da depressão ou os súbitos destemperos das fases hipomaníacas e maníacas aos traumas do passado, ou aos problemas de relacionamento, tão comuns nesses núcleos familiares. Essa pode ser uma das razões para o atraso na busca por ajuda médica ou psicológica.

Estudos científicos mostraram que traumas na infância, na forma de violência física ou sexual, estão vinculados com a ocorrência de qualquer tipo de transtorno mental. Outras situações de estresse também podem ter efeito semelhante, como perda de algum dos pais ou separações traumáticas dos casais. Aparentemente, esse tipo de estresse estimula ao máximo as tendências genéticas, uma vez que quem teve esse tipo de problema na vida, e tem ao mesmo tempo história familiar de um transtorno, como o transtorno bipolar, tem altíssima probabilidade de desenvolver a doença. Já nos casos em que as pessoas tiveram esse tipo de estresse mas não têm história familiar, a probabilidade de ter a doença mental não é muito diferente da das pessoas em geral.

Teorias antigas sugeriram que problemas de relacionamento familiar, principalmente de comunicação entre mãe e filho, poderiam causar doenças mentais como a esquizofrenia e o transtorno bipolar. Essas teorias foram descartadas, pois existe igual número de famílias com e sem problemas de comunicação intrafamiliar. Os problemas de comunicação seriam maneiras explícitas ou veladas de hostilidade, como críticas abertas, agressões verbais, desvalorização dos pacientes pelos familiares, ou superproteção, que seria sufocar o paciente de cuidados e proibições para evitar que ele cometa algum erro ou bobagem.

Foi comprovado que esse tipo de estresse piora a evolução de pacientes bipolares e esquizofrênicos. Pacientes de famílias que causam esse tipo de estresse têm mais internações psiquiátricas e precisam usar mais remédios. Também existem estudos que mostram que familiares que estressam os pacientes, se forem orientados e treinados psicologicamente, podem mudar a forma de comunicação, melhorando a evolução final do doente.

Portanto, o modo como a família lida com o paciente não causa uma doença mental, mas determina como essa doença vai evoluir, sendo um fator fundamental no planejamento do tratamento dos pacientes bipolares.

Esses fatos mostram que o estresse grave não seria uma causa direta do transtorno bipolar, embora possa ser um elemento fundamental para o início ou a piora da doença.

Um estudo importante mostra como pode ser a relação entre os fatores biológicos e os ambientais. Pesquisadores da Nova

Zelândia avaliaram em crianças um tipo de gene, ligado ao funcionamento da serotonina, um dos mais importantes neurotransmissores relacionados com a depressão e com o transtorno bipolar, e seguiram-nas até a idade de 26 anos. Eles também verificaram quantas vezes cada criança passou por um estresse grave, como a perda de um dos pais, algum acidente ou outra situação traumática.

A principal descoberta foi que as crianças que apresentavam uma variação desse gene (chamado de "braço curto") tinham maior risco de desenvolver depressão até os 26 anos, mas esse risco aumentado só existia em crianças que também tivessem passado por pelo menos dois estresses graves nesse período.

Portanto, não basta ter os genes; também é necessário ter na vida experiências estressantes para facilitar o início da depressão. É muito provável que o mesmo tipo de mecanismo seja válido para o transtorno bipolar, ou para a maioria das doenças mentais.

Causas do transtorno bipolar: mais dúvidas do que certezas

Em medicina, não é aconselhável usar as palavras "nunca" e "sempre", pois existem casos ou situações de exceção, que não parecem ser explicáveis de maneira convincente pelos conhecimentos científicos vigentes. É óbvio que há muitos casos em que nenhuma tendência hereditária pode ser observada e nos quais também não haja fatores biológicos e medicamentosos que expliquem o começo do problema, tampouco a existência de estresses graves associados ao início ou piora do quadro.

Por outro lado, é muito comum ver vários desses fatores juntos na mesma pessoa, ficando difícil saber se o transtorno bipolar existe por causa da tendência familiar, do uso de uma droga, ou pelos problemas graves da vida que a pessoa teve de enfrentar.

Outra área de incerteza é o desconhecimento dos processos fisiológicos do transtorno bipolar, ou seja, como o transtorno bipolar se desenrola e evolui no cérebro e no corpo.

Sabe-se que alguns sistemas de neurônios são de grande importância no transtorno bipolar, principalmente os que usam os neurotransmissores, substâncias que equacionam as principais trocas de informações entre neurônios. Existem mais de vinte tipos diferentes de neurotransmissores que podem ter alguma relação, direta ou indireta, com o funcionamento daqueles reconhecidamente mais importantes para o transtorno bipolar, como a serotonina, a noradrenalina e a dopamina. A maioria dos antidepressivos atuais age no funcionamento desses últimos neurotransmissores.

Muitas outras funções do cérebro parecem ficar alteradas no transtorno bipolar, como o sistema que regula os ritmos do corpo, definindo a melhor hora de dormir, de comer, de ficar ativo ou relaxado.

Outro sistema importante parece ser o hormonal ou endocrinológico, que pode ficar muito afetado, principalmente na parte dos hormônios do estresse (cortisol) e da tireóide.

O sistema imunológico, que representa as defesas do corpo contra agressões externas, como traumas físicos e microorganismos (bactérias e vírus), pode também ficar muito prejudicado no transtorno bipolar.

Tudo isso já foi constatado, mas não existem hipóteses completas e bem estruturadas que expliquem como o transtorno bipolar se desenvolve no corpo humano. Tantas incertezas prejudicam um completo entendimento do que é o transtorno bipolar. Talvez uma das razões para tantas incertezas seria o fato de o transtorno bipolar não ser uma doença única, mas sim uma série de doenças diferentes que têm apresentação muito parecida. Portanto, devem existir muitas causas de transtorno bipolar.

Apesar de não haver causas comprovadas para o transtorno bipolar, já há muitos indícios fortes de que ele seja um problema de saúde predominantemente biológico na sua natureza, com forte influência de fatores ambientais (estressores psicossociais). Mas ainda serão necessárias muitas pesquisas e muita discussão para se resolverem certas dúvidas e incertezas, o que reforça a importância da pesquisa científica nessa área.

Causas, curas e a vida real

Receber a notícia de ter uma doença mental dá um arrepio em qualquer um. Uma das primeiras coisas que vêm à cabeça é a idéia de que se está com algo incapacitante, incurável, que desfigura a personalidade. Um sonho de cura poderia surgir se o médico pudesse falar de causas da doença.

Em se tratando do transtorno bipolar, sendo as principais causas os fatores genéticos, que interagem com experiências estressantes, como as causas poderiam ser eliminadas? Parece ser impossível fazer alterações genéticas em alguém, mesmo com a tecnologia atual. Como se pode evitar no mundo de hoje que uma criança não passe por situações estressantes graves, se elas simplesmente ocorrem?

Falar em cura, partindo do princípio do conhecimento das causas, fica um pouco irrealista. Neste momento, é importante discutir a questão da cura. Existe um mito moderno de que a tecnologia, a ciência e a medicina, por estarem avançando sempre, podem ter o "poder da cura".

Quando se tem uma doença, o paciente espera do médico que ele lhe dê um remédio, que faça a doença desaparecer e nunca mais voltar, como já foi demonstrado anteriormente com o exemplo da infecção por bactérias. Uma pessoa que pega uma pneumonia, ao procurar um médico, espera que ele dê um remédio que o cure. Se possível, com uma dose única, "mágica". O paciente pensa: "É só me dar um antibiótico que mate as bactérias que estão afetando o pulmão, e pronto, nunca mais".

Na realidade, o antibiótico pode matar ou enfraquecer as bactérias, mas quem realmente faz o trabalho é o próprio corpo do paciente, por intermédio do seu sistema de defesa, o sistema imunológico. Se ele estiver em ordem, nem sequer permite que as bactérias comecem a agir no pulmão. Elas só proliferam se o sistema de defesa falhar. Com os antibióticos circulando no corpo, elas ficam momentaneamente mais fracas, dando a chance para que o sistema imunológico se recomponha, e consiga vencer a batalha. Se o sistema de defesa não consegue se recompor, algumas bactérias que podem ter sofrido mutação e desenvolvido resistência àquele antibiótico acabam proliferando, vencendo o antibiótico, e matando o paciente. É por esse motivo que pneumonias ainda matam, principalmente crianças pequenas (que têm a imunidade ainda em desenvolvimento, portanto, incompleta), pessoas idosas (cuja imunidade pode falhar) e pessoas com a imunidade baixa, como os pacientes com Aids (Síndrome da Imunodeficiência Adquirida, também conhecida como Sida).

Portanto, um bom exemplo de "cura" na medicina é na verdade apenas uma ajuda para que o nosso corpo possa se recompor.

Pensando em doenças crônicas, como a hipertensão arterial ou o diabetes melito, as pessoas em geral aceitam que esses casos têm tratamento, mas sabem também que precisam tomar remédios pelo resto da vida, pois o problema não tem cura. Isso desagrada, irrita, e o fato de tomar remédios todos os dias, mesmo sem sentir nada em especial, os faz sentir-se doentes, ou apenas os lembra, todos os dias, de que têm uma doença. Tais doenças, como a maioria das doenças crônicas, possuem componentes genéticos que interagem com componentes ambientais; no caso, dieta e estilo de vida.

No transtorno bipolar, não é diferente: é uma doença crônica, com componentes genéticos bem estabelecidos, e com forte relação com componentes ambientais. Portanto, não tem cura, e precisa de tratamento todos os dias, para o resto da vida.

Vendo assim, parece um castigo, como se fosse uma guilhotina, algo de que não se pode escapar. Não poucos se desesperam ao saberem o que têm, e o que podem esperar do restante de sua vida.

A vida real, porém, pode nos ensinar coisas importantes. Saber que existem medicamentos que podem controlar uma situação que vinha causando um sofrimento grande e conseqüências graves na vida do paciente deve ser visto como um fator de saúde, e não lembrança de uma doença.

Tomar o remédio não é ter a doença, e sim ter saúde. É como se alimentar com comida saudável, ou fazer exercícios físicos. Faz parte do ritual moderno de manutenção da saúde. Cada um precisa de um conjunto de medidas, de atos, de comportamentos específicos para cuidar da própria saúde e melhorar a qualidade de vida.

Remédios seriam, portanto, uma parte importante para quem tem a doença bipolar. Podemos ver pessoas que vivem sem medicações, e que têm a vida destruída pelas conseqüências das crises depressivas ou dos excessos das crises maníacas, e pessoas com as medicações, estáveis o suficiente para terem uma vida produtiva e satisfatória.

O mito da cura gera uma expectativa exagerada em relação ao resultado e acaba distorcendo a elaboração de um bom tratamento. Esperar uma cura é se frustrar, mais cedo ou mais tarde. E buscar soluções mágicas e imediatistas pode ter um preço alto no futuro. O mais importante, realmente, é encarar o problema e buscar as melhores alternativas existentes que estiverem ao alcance.

No próximo capítulo vamos discutir os tratamentos que são altamente complexos, tanto com medicamentos como por abordagens psicológicas.

7 | Tratamento do transtorno bipolar:

desatando os nós em busca de uma vida melhor

Ser um portador de uma doença mental e precisar de remédios para a vida toda – essas afirmações, se colocadas de maneira inadequada a um paciente que não sabe da sua condição, podem causar grande revolta.

Por que devo acreditar em algo que um médico diz? Ele está certo mesmo? Será que o problema é tão grave assim? O que o tratamento pode causar em mim?

Essas e outras dúvidas vão surgindo, sem parar, e, se as respostas não o convencerem, a angústia só tende a aumentar.

Como uma pessoa pode aceitar os estigmas, o peso de ter uma doença mental, de poder ser alvo de preconceito? Quem de fato gosta de precisar tomar as medicações que podem trazer efeitos colaterais, e ainda por cima pela vida inteira?

Aceitar tudo isso não é algo que se elabore de um dia para outro; dificilmente alguém aceitaria de imediato, de maneira plena e honesta, mesmo sendo palavras de um médico conceituado e confiável. Sem dúvida, é preciso que o paciente e os familiares passem por um processo de autoconhecimento, de conhecimento da doença e de conhecimento dos tratamentos existentes, de suas vantagens e desvantagens, bem como seu impacto na evolução da doença.

À medida que o tratamento vai sendo realizado, mais informações são incorporadas e aceitas como verdades, mais o paciente e a família vão conhecendo como são os sinais de piora e de melhora da doença e distinguindo o que é efeito colateral dos medicamentos, e o que é da doença. Esse processo é lento, irregular; há momentos em que os envolvidos sentem que passos importantes foram dados e outros que lhe parecem puro retrocesso no tratamento.

O tratamento do transtorno bipolar é complexo como a própria doença. A abordagem inicial é completamente diferente para um paciente que se apresenta pela primeira vez em uma fase maníaca, ou em uma fase depressiva; se for na infância, adolescência, na idade adulta ou na terceira idade; se a intensidade da crise é grande ou não. Os diferentes sintomas que ocorrem em determinado momento podem indicar um tipo de medicamento preferencial, ou o tipo de tratamento psicológico.

O histórico de vida e de crises deve ser levado em consideração, assim como o histórico de familiares afetados, pois suas respostas aos medicamentos podem ajudar na decisão do tratamento. Se o paciente tiver um perfil mais impulsivo ou mais suicida, deve ser acompanhado com cuidado redobrado.

Tantos fatores a serem avaliados tornam quase impossível que o médico psiquiatra possa dar todas as informações e orientações adequadas em uma única consulta. O tratamento precisa ser um processo longo, em que o paciente, a família e a equipe médica, representada pelo médico psiquiatra, pelo psicólogo e por outros profissionais de saúde, devem se aliar, formando uma única equipe, ajudando-se mutuamente para que a doença possa ser controlada e, eventualmente, derrotada.

O primeiro passo é conhecer o "inimigo". Reconhecer a doença e admitir que ela precisa ser combatida para se conseguir uma vida melhor é o grande passo. Pode-se dizer que é mais da metade do caminho conquistada, e que, depois disso, devem-se entender as várias estratégias para se conseguir fazer um tratamento global e eficaz do paciente e da sua família, que com certeza está sofrendo junto.

Estratégias terapêuticas para uma doença complexa

O objetivo final do tratamento é tratar a instabilidade. Nesse sentido, não se deve perseguir uma estabilidade total, pois isso seria até antinatural.

As pessoas em geral possuem algum nível de flutuação do humor, que é normal. Essa flutuação lhes permite ter possibilidade de manifestar um humor adequado para determinada situação (humor alegre numa comemoração, humor triste num velório, humor ansioso em uma prova), sem excessos, e adequar o comportamento à situação.

Nos pacientes bipolares, essa flutuação em geral é mais intensa que a das outras pessoas, e possuem "acidentes", com momentos em que o humor está exagerado ou inadequado para a situação.

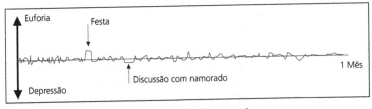

Figura 3 – **Flutuação de humor em um indivíduo normal.**

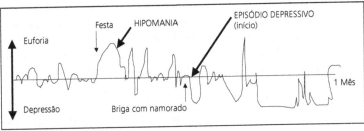

Figura 4 – **Flutuação de humor em um indivíduo portador de transtorno bipolar.**

O tratamento da instabilidade deve ser feito com quatro estratégias simultâneas:

1) *Estabilização do humor*: uma medicação deve ser introduzida ou mantida para diminuir a instabilidade do humor e, se possível, de outras funções psíquicas e corporais, como o sono e o apetite. Essa estratégia é a base do tratamento e deve ser vista como uma estratégia de longo prazo, cujos resultados devem ser avaliados em períodos longos (de meses ou, de preferência, de

anos). Os estabilizadores do humor devem ser introduzidos desde o início do tratamento e estar presentes na grande parte do tempo. Só podem ser alterados ou retirados se houver, claramente, prejuízos importantes relacionados a eles.

2) *Tratamento das fases agudas*: geralmente, o paciente se apresenta ao médico em fases agudas de depressão, mania ou estado misto. Em tais casos, além do tratamento de estabilização, muitas vezes é necessária a introdução de alguma medicação para minimizar a intensidade da fase aguda, como um antidepressivo nos episódios depressivos, ou antipsicóticos e benzodiazepínicos nas fases maníacas e mistas. Em pacientes que se apresentam com episódios leves, muitas vezes não é necessário utilizar medicamentos de fase aguda, pois os estabilizadores podem controlar satisfatoriamente os sintomas.

3) *Tratamento psicológico de fase aguda*: normalmente, os pacientes sofrem muito nas fases agudas. O tratamento psicológico nessa fase se restringe a um apoio, com técnicas de alívio do sofrimento e melhora da adesão ao tratamento medicamentoso, deixando para segundo plano a necessidade de se procurar ou discutir causas ou razões psicológicas para as crises, uma vez que, devido aos sintomas das crises, o paciente fica tão alterado e incapacitado de fazer avaliações corretas da realidade que um processo terapêutico mais aprofundado é inviável, improdutivo. Nessas circunstâncias, já é necessária a orientação de psicoeducação, que será discutida em seção posterior.

3) *Tratamento de reabilitação após fase aguda*: nessa fase, quando os sintomas da fase aguda estão minimizados, a prioridade é a reabilitação, com foco em orientação em relação aos fatores que desencadearam a crise, psicoeducação, solução de problemas para lidar com as conseqüências das crises (por exemplo: como lidar com perda de emprego, término de casamento, dificuldades de relacionamento familiar). Nos casos mais graves, é necessário o tratamento auxiliado por um acompanhante terapêutico ou terapeuta ocupacional, a fim de ajudar a recobrar habilidades simples, como tomar banho sozinho, ou ir ao banco sacar dinheiro.

Em todos os momentos do tratamento, as estratégias precisam ser avaliadas, tendo prioridades diferenciadas de acordo com o quadro em que o paciente se apresenta.

Se houver piora importante de diversos sintomas, constituindo um episódio afetivo, o esquema de estabilização precisa ser reavaliado para ver se tem sido eficaz. Deve-se também avaliar a necessidade de tratamento de fase aguda, a necessidade de apoio psicoterápico mais ou menos intensivo, e a necessidade de medidas preventivas para evitar conseqüências mais graves, como tirar os cartões de crédito de um paciente maníaco que queira gastar muito.

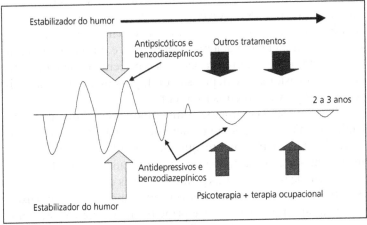

Figura 5 – **Esquema de tratamento do transtorno bipolar.**

Medicamentos: cruciais e limitados

Os medicamentos são cruciais no tratamento do transtorno bipolar. De modo bem simplificado, podemos justificar a necessidade de um tratamento medicamentoso pela forte carga genética e biológica dessa doença.

Genes e lesões cerebrais não têm tratamento curativo, sendo responsáveis por manter condições de forte tendência a que os sintomas afetivos surjam e se mantenham.

O uso correto de um estabilizador como o carbonato de lítio pode diminuir em até sete vezes a mortalidade (por suicídio, por acidentes e por doença) de pacientes bipolares em relação a pacientes bipolares não tratados.

Quando o esquema de estabilização realmente é muito eficiente, diminuem a intensidade e o número de episódios afetivos. Mesmo os sintomas residuais entre as fases, que quase sempre não são passíveis de controle total, podem ter seu impacto na qualidade de vida do paciente minimizado pelas medicações.

Para finalizar: a terapia psicológica sozinha não consegue controlar episódios afetivos graves.

Portanto, os medicamentos são cruciais para o tratamento. Porém, têm efeito limitado. Por quê? Porque medicamentos, na maior parte dos casos, minimizam a gravidade dos sintomas e diminuem o risco de recorrência de episódios graves, sem conseguir, contudo, eliminar os sintomas e evitar novas crises de maneira completa. O paciente fica melhor, e o tratamento consegue evitar crises muito graves, mas o paciente pode ter alguns sintomas ocasionais de depressão ou hipomania, e algumas crises menos graves e menos freqüentes.

Uma questão central, de suma importância, é que os medicamentos não conseguem ensinar nada ao paciente. E é fundamental para seu tratamento que ele aprenda a reconhecer e a lidar com situações estressantes que possam desencadear uma crise, além de reconhecer os primeiros sinais e sintomas de recaída a fim de poder reconstruir a vida após anos de altos e baixos.

Essa aprendizagem ocorre principalmente com a psicoterapia e a psicoeducação. Os medicamentos vão garantir que a psicoterapia e a psicoeducação sejam mais bem aproveitados. É como se fossem uma perna de uma cadeira: são fundamentais, mas dependem de outras "pernas".

Os medicamentos também têm alcance limitado em virtude de sua eficácia incompleta. Para se ter uma idéia, qualquer medicamento, por exemplo um antidepressivo, para ser aprovado para venda, precisa ter estudos que o comprovem mais eficaz que placebo. O placebo seria o efeito psicológico de receber um remédio, pois, se uma pessoa ouvir de um médico ou de uma vizinha que tal remédio é "excelente", ela pode melhorar muito ao ingeri-lo, ainda que seja apenas feito de farinha de trigo. A própria expectativa psicológica de receber um bom remédio já ajuda a melhorar 30% dos pacientes deprimidos.

Portanto, os antidepressivos precisam comprovadamente melhorar mais que 30% dos pacientes. A maioria dos antidepressivos consegue melhorar entre 50% e 70% dos pacientes, sendo claramente superiores ao placebo[5].

Entretanto, quando um médico receita um antidepressivo, ele acaba utilizando um processo de tentativa e erro, pois não existem regras claras para saber qual tipo de antidepressivo vai ser eficaz para determinada pessoa. Então, o paciente terá uma boa chance de melhorar, mas não saberá, no começo do tratamento, se ele estará entre os 50% e 70% que melhoram, ou entre os 30% e 50% que não melhoram.

Para os estabilizadores do humor, a questão é ainda mais complicada, uma vez que uma avaliação realmente efetiva de um estabilizador só é válida se ele for acompanhado por um ou dois anos, com raras exceções, como em casos de pacientes cicladores rápidos, que têm tantas fases num ano que em poucos meses dá para perceber se um estabilizador está ajudando, é neutro ou está atrapalhando o tratamento.

Um argumento fundamental em favor dos estabilizadores é o potencial de neuroproteção que os principais medicamentos desse tipo possuem. O uso no longo prazo parece proteger o cérebro e os neurônios de uma toxicidade que a própria doença parece causar, preservando o funcionamento cerebral no longo prazo. Isso está bem claro para o carbonato de lítio[6].

Existem estudos que indicam capacidade semelhante do divalproato de sódio, porém sem tanta ênfase quanto o lítio. Um indício observado recentemente sugere que pacientes bipolares que utilizam lítio têm menores probabilidades de ter demência, como na doença de Alzheimer.

Muitos estudos ainda precisam ser feitos para comprovar na prática essa hipótese, mas, por tudo que representam, os estabilizadores do humor precisam ter prioridade no tratamento do transtorno bipolar.

---

[5] Khan, A.; Detke, M.; Khan, S. R.; Mallinckrodt, C. "Placebo response and antidepressant clinical trial outcome". *Journal of Nervous & Mental Disease*, abr. 2003, n. 191, a. 4, p. 211-8.
[6] Chuang, D. M. "The antiapoptotic actions of mood stabilizers: molecular mechanisms and therapeutic potentials". *New York Academy of Sciences*, 2005, n. 1053, p. 195-204.

EFEITOS COLATERAIS: UMA AMEAÇA DESPREZADA

Efeitos colaterais (também chamados de efeitos adversos) são todos os efeitos relacionados a determinada substância que não são o objetivo prioritário da substância. Um exemplo clássico é o ácido acetilsalicílico, reconhecido como Aspirina®, que é usado como antiinflamatório, analgésico e antitérmico, mas pode desencadear gastrites hemorrágicas, ou facilitar sangramentos em pacientes que já estejam em tratamento com anticoagulantes.

Na realidade, todos os medicamentos podem agir em várias áreas do corpo, em várias funções diferentes, em tempos diversos, e só uma ou duas funções são "vendidas" como úteis para médicos e pacientes. Um efeito colateral pode ser muito comum para determinada substância, ou pode ocorrer raramente, em pouquíssimas pessoas.

Os efeitos raros são importantes apenas se forem graves, com risco de causarem seqüelas, prejuízos graves ou mesmo morte, e só são realmente conhecidos depois de alguns anos de uso do medicamento no mercado, aberto para o público em geral. Apesar de os riscos poderem ser graves, constituem um número muito reduzido, e em geral não impedem que uma medicação eficaz seja utilizada livremente. Por exemplo, o risco de hepatite fulminante no uso do ácido valpróico. Esse evento é tão raro (cerca de 1 caso em cada 50 mil) que a maioria dos médicos psiquiatras e neurologistas que o prescrevem não verão sequer um caso desses em toda a sua vida profissional. Como é um medicamento importantíssimo no tratamento do transtorno bipolar, sua utilização não deve ser evitada em virtude de um risco tão mínimo. E, para completar, uma orientação adequada e exames laboratoriais de rotina já poderiam ser suficientes para um bom acompanhamento desse aspecto. Já os efeitos colaterais mais comuns são menos graves, mais toleráveis, embora algumas características desses efeitos possam prejudicar o tratamento de qualquer doença, em especial do transtorno bipolar.

A primeira e principal questão é a adesão ao tratamento medicamentoso. Se os efeitos colaterais são agudamente intensos, podem fazer o paciente não aceitar tomar a medicação. Isso é comum no caso de antidepressivos, que podem dar sedação excessiva, ou baixar a pressão inadequadamente, ou causar aumento intenso nos sintomas físicos de ansiedade (palpitações, falta de ar, tonturas, tremores etc.).

O lítio pode causar diarréia intolerável, o ácido valpróico pode causar ou piorar dores de estômago a ponto de o paciente não conseguir tomá-lo mais. Em uma outra circunstância, um efeito colateral de pouca importância no curto prazo pode se tornar um problema sério no médio ou longo prazo. Um exemplo seria o aumento de peso devido às medicações. A maioria dos medicamentos utilizados em psiquiatria favorecem o aumento de peso, tanto no curto como no longo prazo. No começo do tratamento, ainda mais se for um paciente que já tinha emagrecido muito pela doença (em geral, depressão), o aumento de peso é até desejável. Entretanto, no longo prazo, traz tanto prejuízo para a auto-estima que passa a ser fator crucial para que o paciente deseje largar o tratamento.

Outro exemplo de efeito de longo prazo é a diminuição do desejo sexual e a dificuldade em atingir o orgasmo provocadas pelos antidepressivos que agem em serotonina. No início do tratamento, a questão sexual é quase sempre colocada em segundo plano, mas, após a melhora do quadro depressivo, a má qualidade de vida sexual se reflete em pior auto-estima e problemas conjugais, tornando a medicação mais um problema, e não a solução.

A segunda questão é o impacto dos efeitos colaterais indesejados no curso de outras doenças clínicas. Um aumento de peso provocado por uma droga pode piorar uma outra doença, como o diabetes melito, ou a hipertensão arterial. Um enjôo provocado por um antidepressivo pode piorar a evolução de um paciente em quimioterapia para câncer.

O perfil de efeitos colaterais deve ser bem conhecido pelo médico e bem explicado aos pacientes, para que saibam o que os espera e se preparem para evitar as conseqüências desses efeitos na saúde e na própria vida de modo geral.

No caso específico dos pacientes com transtorno bipolar, alguns deles têm uma característica em comum, que é a baixa tolerância a efeitos colaterais indesejados. Às vezes, doses bem menores que as preconizadas pelas pesquisas científicas podem causar efeitos colaterais excessivos e insuportáveis para esse paciente, excessivamente sensível. Uma introdução com doses mínimas, e com aumentos graduais monitorados, pode permitir que um paciente se acostume e agüente doses que, inicialmente, seriam intoleráveis.

TIPOS DE MEDICAMENTOS

Uma curiosidade comum dos pacientes e familiares é ler a bula das medicações prescritas. Obter o máximo de informação é um princípio fundamental para um bom tratamento, mas as bulas podem não ser a melhor fonte de informação de um medicamento.

Em geral, possuem informações técnicas que podem ser úteis apenas para farmacêuticos, outras para médicos, e outras para pacientes, sem especificar quais informações seriam adequadas para qual público. E um fato que freqüentemente gera polêmica é a constatação de que o médico prescreveu um medicamento anticonvulsivante ou antipsicótico para tratar o transtorno bipolar. "Mas eu não sou epilético ou psicótico!!", dirão os pacientes. O fato é que os tipos ou classes de medicamentos, como os antipsicóticos e anticonvulsivantes, são nomes que apresentam apenas uma ação desejada dos medicamentos, desconsiderando outras ações que poderiam ser úteis para outras patologias. É importante lembrar que um medicamento pode ter variados efeitos, às vezes úteis para diversos problemas de saúde.

Algumas pequenas histórias a seguir exemplificarão como um medicamento entra para uma classe de medicamentos, definindo a maneira como fica conhecido e é utilizado pelos médicos, quase sempre de modo restrito e limitado, sem que se aproveite todo o potencial do medicamento. Ao mesmo tempo, serão apresentados os principais medicamentos utilizados no tratamento do transtorno bipolar, e as peculiaridades de cada um, que devem ser conhecidas pelos pacientes e familiares.

LÍTIO

O lítio sempre foi considerado um sal com algumas funções terapêuticas, uma vez que as "águas litiadas" já eram consideradas boas para a saúde, com diversos efeitos, entre eles, os efeitos calmantes. Os sais de lítio, por terem propriedades químicas e de sabor semelhantes às do cloreto de sódio (sal de cozinha), foram utilizados como substituto do sal de cozinha no tratamento de pacientes hipertensos, mas o medicamento foi abandonado, pois vários pacientes ficavam intoxicados pelo lítio. Entretanto, um pesquisador australiano percebeu efeitos "calmantes" do lítio em ratos, sem induzir sonolência considerável, e imaginou que poderia ter efeitos semelhantes em humanos. Assim, o lítio foi testado em pessoas agitadas e agressivas, e o efeito foi marcante em pacientes bipolares.

A partir daí, o lítio foi intensamente estudado, e se firmou como o principal exemplo de medicamento estabilizador do humor da atualidade, sendo até hoje o medicamento de primeira escolha na prevenção de episódios maníacos e depressivos, podendo ser útil nos tratamentos agudos dos episódios depressivos e, principalmente, dos episódios maníacos e mistos.

Na depressão recorrente unipolar, ele também é indicado como preventivo e como tratamento potencializador de medicamentos antidepressivos que tenham apresentado efeito apenas parcial.

Portanto, apesar de ser vendido para todos os médicos e pacientes como a principal medicação no tratamento do transtorno bipolar, ele também tem indicação no tratamento do transtorno unipolar.

Apesar de tantas evidências que mostram seu potencial terapêutico, essa medicação está tendo seu uso cada vez mais limitado, ou seja, cada vez menos médicos estão usando esse medicamento, em detrimento de outros que estão sendo lançados mais recentemente, que, embora não possuam o risco do uso de longo prazo conhecido, tampouco têm a mesma quantidade de estudos que comprove a eficácia nas diversas situações do transtorno bipolar. Por quê?

A questão primordial é a tolerabilidade do lítio. Ele causa efeitos colaterais comuns que prejudicam muito a aderência ao tratamento, e pode ter efeitos graves com doses altas, acima das doses adequadas. Os efeitos colaterais mais comuns são tremores finos nas mãos, diarréia, aumento de apetite com aumento de peso, aumento da produção de urina, sensação de gosto ruim (metálico), discreta sonolência, além de poder desencadear problemas de tireóide (hipotireoidismo) em pacientes suscetíveis. Nem todos os efeitos não ocorrem em todos os pacientes, e em geral esses efeitos são contornáveis com medidas simples, que podem ser indicadas pelos médicos.

Entretanto, muitos médicos e pacientes, por saberem que o lítio poderia causar aumento de peso, recusam o uso desse medicamento. Para pacientes cujo trabalho profissional pode ser prejudicado por um tremor nas mãos, como cirurgiões, dentistas e professores, o lítio também é recusado com freqüência. A grande regra nesse caso é que o lítio deve ser tentado, e os efeitos colaterais, se ocorrerem, devem ser abordados prontamente para evitar que causem má impressão ao paciente e aos familiares, que acabam por recusá-lo, perdendo uma importante opção de tratamento.

A outra questão crucial na tolerabilidade do lítio é o risco de intoxicação. A dose eficaz do lítio é muito próxima da dose de intoxicação, tanto é que o lítio precisa ser dosado no sangue para observar se sua concentração está dentro da faixa terapêutica e longe da faixa tóxica. Uma confusão comum é a idéia de que o lítio estaria baixo no sangue dos pacientes bipolares. Na realidade, os níveis normais de lítio no sangue deveriam ser sempre zero para qualquer pessoa, bipolares ou não. A dosagem do lítio no sangue serve apenas para verificar se a dose dos comprimidos está promovendo um nível adequado no sangue, para garantir o efeito desejado.

Se o paciente se enganar e usar o dobro da dose prescrita, pode ficar intoxicado em poucos dias, apresentando piora importante dos tremores e da diarréia, náuseas e vômitos, o que pode levá-lo à desidratação, que muitas vezes é grave; à confusão mental; e à descoordenação motora com marcha instável, que lembre o andar de um bêbado. Quando se chega a esse quadro, a intoxicação às vezes é tão grave que pode colocar o paciente em risco de vida, sendo necessário intervenção rápida em pronto-socorro.

A possibilidade de intoxicação preocupa o médico que não tem experiência com o lítio, e assusta o paciente e os familiares que não são adequadamente orientados. A grande verdade é que, se o lítio for tomado nas doses adequadas, o risco de intoxicação é muito baixo, pois a concentração de lítio no sangue é bem estável. Inúmeros pacientes usam o lítio por décadas, sem nenhum risco de intoxicação. Se for bem controlado, o tratamento com lítio é extremamente seguro.

Outra dúvida recorrente é se o lítio poderia causar lesões renais, uma vez que ele força o rim a produzir mais urina. Os estudos mostram que o lítio altera o funcionamento do rim, mas não causa lesão. Portanto, pacientes e familiares não devem se preocupar com essa questão.

O lítio possui aspectos que tornam seu uso singular, exigindo cuidados especiais no longo prazo e um seguimento regular com o médico psiquiatra. Para a psiquiatria, o lítio é um tratamento tão bom e tão importante que a relação custo-benefício é inquestionável. Um médico que queira tratar pacientes bipolares, ou mesmo os depressivos, precisa ter grande experiência no uso do lítio, saber orientar os pacientes adequadamente e ampliar seu uso, principalmente nas fases iniciais do tratamento, quando o lítio tem seu potencial terapêutico mais claro.

DIVALPROATO DE SÓDIO/ÁCIDO VALPRÓICO/VALPROATO DE SÓDIO

Essa substância é na realidade uma molécula da família das gorduras, com estrutura química relativamente simples, e era usada como solvente em testes de medicamentos. A descoberta de seu efeito terapêutico foi um acaso, pois, nas pesquisas de medicações para epilepsia, os pesquisadores notaram que, sempre que o solvente utilizado era o ácido valpróico, o efeito anticonvulsivante aparecia, por isso resolveram testar o solvente isolado, comprovando sua eficácia para crises convulsivas.

Seu uso para o transtorno bipolar só ocorreu após mais de uma década de sua introdução no mercado para o público em geral, quando se observou que pacientes bipolares com epilepsia ao mesmo tempo apresentavam boa evolução dos dois problemas. Outro motivo foi a percepção de que outro anticonvulsivante, a carbamazepina, vinha sendo útil no tratamento do transtorno bipolar, sugerindo que talvez alguns medicamentos anticonvulsivantes poderiam ser úteis nesse transtorno.

O ácido valpróico pode ser encontrado no mercado na apresentação da forma ácida, da forma de sal (valproato de sódio) e numa apresentação diferenciada, que é uma mistura especial das formas ácida e sal, chamado de divalproato de sódio. Apesar de o efeito para o transtorno bipolar ser igual em todas as apresentações, o divalproato de sódio é o mais indicado, por causar menos efeitos colaterais. Estudos publicados na década de 1990 demonstraram grande eficácia do medicamento para as fases maníacas e mistas, e eficácia discreta para depressão[7]. Possui grande efeito para sintomas ansiosos, e ajuda também na enxaqueca. O efeito colateral que mais incomoda é o aumento de peso, que pode ser intenso. Outros efeitos, como sonolência e alteração de alguns exames laboratoriais, são geralmente bem tolerados e de fácil adaptação. O risco de hepatite fulminante é muito raro e não impede uma prescrição ampla, sem restrições, desde que o paciente seja bem orientado, como já foi discutido antes.

A dosagem do divalproato de sódio no sangue não é tão relevante quanto no caso do lítio; é útil apenas para ver se está em níveis adequados, não sendo necessário dosar com regularidade. Doses altas de divalproato de sódio não causam toxicidade que implique risco de vida, sendo aparentemente mais seguro em superdosagem do que o lítio, o que poderia explicar sua maior preferência na prescrição atual para pacientes com transtorno bipolar, pelo menos nos Estados Unidos. É uma excelente medicação, e é segunda escolha na prevenção do transtorno bipolar, logo atrás do lítio[8].

---

[7] Lafer, B.; Tamada, R. S. "Estabilizadores do humor". In: Louzã Neto, M. R.; Elkis, H. (eds.). *Psiquiatria básica*. Porto Alegre: Artmed, 2007, p. 563-77.
[8] Goodwin, F. K.; Fireman, B.; Simon, G. E.; Hunkeler, E. M.; Lee, J.; Revicki, D. D. "Suicide risk in bipolar disorder during treatment with lithium and divalproex". *The Journal of the American Medical Association*, set. 2003, n. 290, p. 1467-73.

LAMOTRIGINA

A lamotrigina é um anticonvulsivante de desenvolvimento recente, que apresentou eficácia específica na prevenção de episódios depressivos bipolares. Ela possui efeito colateral considerável, que é a reação alérgica de pele, podendo ser muito grave. Essa reação alérgica pode ser evitada se a introdução ou o aumento da dose da lamotrigina for feita bem lentamente, com pequenos aumentos de doses semanais, podendo levar até oito semanas para se atingir a dose eficaz. Por isso, pode não ser adequada no tratamento de episódios depressivos graves, que necessitam de respostas rápidas. Os estudos que avaliaram o uso da lamotrigina no tratamento de fases maníacas e mistas forneceram resultados contraditórios, de modo que a lamotrigina não pode ser considerada um tratamento de prevenção para essas fases. Alguns outros efeitos adversos podem ocorrer, como irritação, insônia, cefaléia e tonturas, mas em geral esse medicamento é muito bem tolerado. É um importante adjuvante no tratamento preventivo da depressão bipolar.

CARBAMAZEPINA

A carbamazepina foi desenvolvida inicialmente para ser um antidepressivo, mas não passou nos testes iniciais. Foi testada para várias outras funções, e foi observado um excelente efeito anticonvulsivante, que garantiu à carbamazepina a posição de um dos principais tratamentos para epilepsia desde o final da década de 1970 até hoje. Aos poucos, casos de boa resposta de pacientes epilépticos que tinham transtorno bipolar e, às vezes, depressão começaram a surgir, e a experiência do seu uso associado ao lítio começou a crescer entre os psiquiatras.

Apesar de haver uma nítida impressão de uma ação real e efetiva para muitos pacientes bipolares, apenas nos anos recentes foram realizados estudos que comprovaram sua eficácia no transtorno bipolar, principalmente para fases agudas de mania. Possui alguns efeitos colaterais, como reações alérgicas de pele, tontura, diminuição de glóbulos brancos no sangue, dor de estômago, mas é seguro em caso de superdosagem. Em geral, não aumenta peso. Existem pacientes que se dão bem, e outros que não notam diferença, sendo considerado atualmente um tratamento de segunda linha para o transtorno bipolar.

OXCARBAZEPINA

A oxcarbazepina seria uma evolução da carbamazepina, pois apresenta as mesmas características de eficácia em epilepsia que esta, e menos efeitos colaterais, principalmente no tocante às alergias de pele, que, na utilização da carbamazepina, podem ser graves. Alguns poucos estudos mostram eficácia no tratamento das fases de mania. Na prática, ajuda vários pacientes bipolares, principalmente por ter excelente tolerabilidade, bem melhor que a carbamazepina. Entretanto, faltam estudos para que esse medicamento possa ser classificado como estabilizador de humor do mesmo nível do lítio e do divalproato de sódio, mas por enquanto ele pode substituir a carbamazepina com vantagens.

ANTIPSICÓTICOS

Essa classe de medicação sempre foi associada com o tratamento da esquizofrenia e de outros transtornos chamados psicóticos. Também são amplamente utilizados para os casos de agitação psíquica e física, até mesmo para controlar agressividade sem causa aparente. Essa eficácia fica clara nas fases maníacas e mistas do transtorno bipolar, que melhoram de forma rápida e eficaz, até mais rápido que com o uso de lítio e de outros estabilizadores do humor.

Dessa maneira, os antipsicóticos eram usados de modo amplo e difundido no tratamento das fases maníacas e mistas desde a década de 1960, mesmo que os pacientes bipolares não apresentassem sintomas considerados psicóticos, como as alucinações auditivas e os delírios de perseguição comuns na esquizofrenia. A grande restrição eram os efeitos colaterais, que são muito desconfortáveis, e às vezes incapacitantes, por provocarem sintomas idênticos aos da doença de Parkinson, como tremores nas mãos, rigidez corporal, dando ao paciente um aspecto robotizado, crises de cãibras nos olhos, pescoço e tronco, e podendo até causar distúrbios irreversíveis do movimento do corpo, como se fossem tiques e manias incontroláveis, chamadas discinesia tardia.

O uso de antipsicóticos mais antigos, também chamados de típicos, deve ser restrito a um curto período da fase aguda, e em casos muito específicos. Entretanto, a psicofarmacologia evoluiu muito nas últimas décadas, e novos antipsicóticos com características especiais foram sendo descobertos e acabaram representando um grande avanço para o controle do transtorno bipolar. Esses medicamentos foram agrupados na classe dos antipsicóticos chamados atípicos. Eles possuem eficácia antipsicótica, sem apresentar os efeitos colaterais dos antipsicóticos típicos descritos antes. Os antipsicóticos atípicos mudaram a vida de muitos pacientes bipolares que não conseguiam o controle da doença com os estabilizadores de humor tradicionais, fato que melhorou claramente a qualidade de vida de inúmeros pacientes. É lógico que apresentam outros efeitos colaterais, como sonolência excessiva, aumento de peso, alterações hormonais e risco de piorar um diabetes melito que estava estável, ou até de iniciar um quadro de diabetes em uma pessoa suscetível.

Existem diferenças importantes entre cada um dos antipsicóticos atípicos, ou seja, antipsicóticos diferentes têm ações muito diversas, tanto no seu perfil de eficácia como no seu perfil de efeitos colaterais. A escolha vai depender da experiência de cada médico, e é muito comum a tentativa de vários antipsicóticos em seqüência, tentando achar a melhor medicação. Todos os antipsicóticos atípicos têm um perfil de risco em superdosagem bem seguro. Entre os antipsicóticos atípicos, a olanzapina, o aripiprazol e a risperidona têm perfil bem adequado para quadros de agitação e agressividade, ansiedade e sintomas psicóticos, como delírios persecutórios ou alucinações.

A ziprasidona parece ter algum efeito positivo em quadros depressivos resistentes, além de não induzir aumento de peso, efeito também registrado pelo aripiprazol. O grande destaque é para a quetiapina, que apresenta efeito bem demonstrado para depressão bipolar, além de ser eficiente em quadros maníacos moderados. Outros antipsicóticos não possuem esse efeito tão marcante e pronunciado na depressão bipolar. Se os estudos em andamento comprovarem eficácia na prevenção de quadros depressivos e maníacos, a quetiapina poderá ser o primeiro antipsicótico a ser considerado estabilizador de humor.

ANTIDEPRESSIVOS

Os antidepressivos sempre foram a base do tratamento dos episódios depressivos, tanto na depressão unipolar como na bipolar. O curioso é que a maioria esmagadora dos estudos foi direcionada para a comprovação da eficácia antidepressiva em depressão unipolar, com pouquíssimos estudos que avaliassem o uso de antidepressivos na depressão bipolar. Na depressão unipolar, esses medicamentos são fundamentais para o tratamento efetivo, sempre com o objetivo de eliminar todos os sintomas depressivos, atingindo a remissão do quadro.

Na depressão bipolar, o mesmo objetivo é importante para que ocorra melhor qualidade de vida e uma boa perspectiva de evolução, com menor risco de recaídas depressivas. Entretanto, a eficácia de um antidepressivo pode não ser a mesma numa depressão bipolar. Apesar de a maioria dos pacientes bipolares com depressão apresentar uma resposta inicial favorável com antidepressivos, principalmente nas fases iniciais da doença, a resposta pode não ser adequada (resposta parcial) ou ficar ausente ao longo do tempo, devido ao aumento da instabilidade, como o surgimento de fases cada vez mais freqüentes de irritabilidade, agitação e agressividade. Fases como essas podem surgir com ou sem sintomas depressivos, e como os pacientes tendem a se queixar mais desses sintomas, muitas vezes os médicos acabam apenas diagnosticando o quadro depressivo, menosprezando os sintomas de hipomania irritada, e deixando de fazer o diagnóstico. Portanto, os antidepressivos podem ser úteis no tratamento do transtorno bipolar, desde que sempre associados com um estabilizador de humor de base e com o cuidado de se detectar precocemente se o efeito é suficiente, ou se vai ficando ausente com o tempo.

ANSIOLÍTICOS/CALMANTES/HIPNÓTICOS – OS BENZODIAZEPÍNICOS (BZD)

Os bzd são medicamentos que agem rapidamente (em questão de minutos a horas), e diminuem a ansiedade, facilitam o sono, induzem o relaxamento muscular e, em doses altas, podem até ter efeito anticonvulsivante fraco. São conhecidos como os medicamentos de "tarja preta" por estarem associados à dependência química e psicológica. O fato é que esses medicamentos têm baixo potencial de induzir dependência, desde que seja feita uma orientação adequada.

O paciente precisa saber que esse tipo de medicamento pode dar dependência, e deve ser usado o mínimo possível, como se fosse um sintomático para ansiedade e insônia, assim como a Aspirina®, que é um sintomático para a dor. Além disso, o prazo de uso em geral não pode ultrapassar um a dois meses, pois, se houver uso contínuo, o corpo se acostuma com a dose, e o paciente acaba por aumentá-la cada vez mais a fim de atingir o mesmo efeito anterior. Tomando as devidas precauções, os bzd são medicamentos muito seguros, eficazes, e diminuem consideravelmente o sofrimento agudo do paciente com transtorno de humor, ajudando-o a tolerar a fase inicial do tratamento, uma vez que a maioria dos tratamentos psiquiátricos pode demorar de quatro a oito semanas para fazer efeito pleno.

Os bzd garantem, portanto, melhora rápida da qualidade de vida do paciente. Seguindo corretamente as orientações, e tomando os medicamentos adequados para controlar o quadro afetivo, o risco de desenvolver dependência é mínimo. Também são medicamentos muito seguros em superdosagem. Sua ação lembra o efeito relaxante do álcool, mas os bzd são muito menos lesivos para o fígado, pâncreas e o cérebro do que aquele. A associação de bzd e álcool pode levar a quadros graves de coma e risco de parada respiratória, por isso, deve-se evitar o uso do álcool durante o tratamento.

Os bzd são uma opção de tratamento sintomático, e não são eficientes para promover a remissão de episódios afetivos. Apenas oferecem alívio rápido de parte do sofrimento do episódio, o que pode ajudar o paciente a suportar o tempo necessário para os outros medicamentos funcionarem.

ELETROCONVULSOTERAPIA (ECT)

O ECT é conhecido popularmente como eletrochoque. A maioria das pessoas associa o eletrochoque aos castigos e torturas que eram realizados nos antigos manicômios, e o ECT é visto como um tratamento medieval, do passado. Essa visão é fruto de um movimento social para erradicar a antiga estrutura de assistência ao paciente psiquiátrico existente a partir da década de 1970, que era baseada na centralização do tratamento no manicômio, com um tratamento desumano e ineficaz. Entretanto, esse movimento acabou usando um bode expiatório completamente inadequado, pois o ECT é atualmente um dos melhores tratamentos que existem para o transtorno bipolar e outros transtornos do humor.

Os responsáveis pelo movimento antimanicomial não se deram ao trabalho de acompanhar os estudos que foram desenvolvidos em todo o mundo e desconheciam o poder terapêutico do ECT, bem como sua importância para inúmeros pacientes bipolares de difícil tratamento. O ECT nada mais é que o método mais seguro e eficaz de induzir uma convulsão artificialmente em um paciente, por ser feito com técnica moderna, com monitorização cardíaca e eletroencefalográfica, e com anestesia cuidadosa, inclusive com médico anestesista presente.

O mais importante é a convulsão, que tem efeito poderoso para melhorar quadros depressivos e maníacos, além de aliviar sintomas de doença de Parkinson. Tem efeito mais rápido que as medicações, e melhora mais pacientes que o medicamento. Está comprovado que é seguro para ser usado em mulheres grávidas, desde que monitoradas adequadamente. Muitos pacientes tiveram sua vida "salva" com o uso do ECT. Portanto, é importante que esse procedimento seja reabilitado pelos meios de comunicação, para que o preconceito não impeça que pacientes bipolares deixem de receber um tratamento tão importante e seguro.

O segredo do bom tratamento: a parceria médico-paciente

Existe um ditado que afirma: o melhor remédio é o próprio médico. Isso reforça a idéia de que um medicamento só faz tudo que pode se o paciente confiar no seu médico, em suas orientações, seu conhecimento e suas habilidades. Essa confiança é que deve nortear toda a postura do paciente, para que sempre fale o que está sentindo, esclareça suas dúvidas, mostre suas inseguranças. Uma boa comunicação entre o paciente, o médico e a família garante um ajuste de expectativas em relação aos efeitos positivos e negativos do tratamento, ajudando a aumentar a eficiência deste.

Especificamente no tratamento do transtorno bipolar, é comum que existam problemas de comunicação entre paciente, família e médico. O paciente pode ter preconceitos, expectativas e medos que não tem coragem de expor aos familiares e ao médico; o mesmo pode ocorrer com a família. Sendo assim, fica mais fácil o paciente desistir do tratamento nas primeiras frustrações, e a família também transmitir insegurança e ansiedade ao paciente em decorrência dos mesmos problemas. A próxima seção será destinada à abordagem do problema dos preconceitos, que tanto prejudicam o tratamento do transtorno bipolar.

Preconceitos no transtorno bipolar

Os medicamentos utilizados para o tratamento da depressão e do transtorno bipolar causam grande repúdio na maioria das pessoas, por inúmeras razões que em grande parte não se justificam. As razões podem ser de ordem psicológica, cultural e até por disputas de mercados e fatores econômicos complexos. Para uma compreensão mais adequada dessa questão controversa, vários tópicos serão discutidos a seguir.

PRECONCEITOS CULTURAIS CONTRA OS REMÉDIOS "PARA A CABEÇA"

Assim como existem inúmeros preconceitos em relação à depressão e ao transtorno bipolar, existem também preconceitos até mais rígidos e arraigados associados aos remédios usados nesses transtornos. Qualquer remédio para cabeça parece ser algo extremamente forte, pois uma substância que pode mudar os sentimentos de uma pessoa talvez possa mudar outras coisas, até mesmo alterar a personalidade, ou a própria identidade dela. Alguns ficam assustados, pois conheceram uma pessoa que "ficou com a mente perturbada", e "depois que começou a tomar remédios para cabeça, nunca mais voltou ao normal". Outras temem que os remédios para a cabeça possam torná-las alguém sem vontade própria, como robôs ou zumbis.

O temor de alterar aspectos da individualidade psicológica pode ser ampliado pelo medo da força negativa dessas medicações, pois medicamentos fortes podem ter efeitos fortes, podendo causar lesões no cérebro, ou em qualquer órgão do corpo, principalmente com a analogia de que, se o remédio é forte, o estrago causado por ele também vai ser forte. Os preconceitos vão surgindo de acordo com as dúvidas de cada paciente, e aumentam com a falta de informações adequadas. Algumas perguntas freqüentes serão discutidas a seguir.

Será que os remédios psiquiátricos são tão fortes assim? A melhor resposta é: "depende". Se um remédio é forte por ser muito tóxico em doses altas, então analgésicos comuns podem ser remédios muito fortes, até fatais em doses altas. Se um remédio é forte por causa de efeitos mais raros, que mesmo em doses baixas podem ser fatais, então os analgésicos comuns podem ser fortes, pois às vezes causam sangramento do estômago e são fatais, embora isso raramente ocorra. A verdade é que a maioria dos medicamentos psicoativos (que tenham ação nas funções psíquicas) são seguros em superdosagem, sendo que muitos antiinflamatórios comuns podem ser fatais em doses excessivas. É claro que existem alguns poucos medicamentos psicoativos que são tóxicos em doses excessivas, e podem causar reações raras e graves em doses normais, por isso é fundamental que um profissional competente esteja na orientação da escolha do medicamento e do seu uso.

Será que um remédio é forte por causa dos efeitos colaterais? Na realidade, um efeito colateral será forte de acordo com a visão do paciente em relação ao efeito colateral. Para um engenheiro, ficar com a boca seca de forma muito intensa, tanto que precise tomar vários litros de água para conseguir suportar o dia, pode ser um problema pequeno, desde que ele fique sem depressão. Já para uma professora, esse nível de boca seca seria incompatível com sua atividade profissional. Um remédio que cause tremores pode não ser um problema para uma dona de casa, mas é incapacitante para um cirurgião. Não existe medicamento que não cause nenhum efeito colateral em ninguém, mas cada medicamento tem um perfil de efeitos colaterais bem conhecido, que pode ser previsto e até controlado. O problema é que são inúmeros medicamentos, e o conhecimento sobre todos os detalhes deles é complexo, principalmente os efeitos colaterais mais e menos freqüentes e as interações com outras drogas e outros tratamentos, sendo que a decisão da escolha do melhor medicamento deve competir aos especialistas.

Um fenômeno muito importante precisa ser discutido nesse ponto. Cada pessoa tem uma sensibilidade individual em relação a cada medicação. Um medicamento pode causar muitos efeitos colaterais em uma pessoa, e nenhum efeito colateral em outra. Um medicamento pode melhorar a depressão de uma pessoa com doses baixas, sendo que para a outra a dose necessária para dar o efeito antidepressivo pode ser até dez vezes maior. É por isso que, muitas vezes, um tratamento começa com doses baixas e vai subindo aos poucos, para se tentar achar a dose ideal para aquela pessoa. Não existe nenhum método para se saber qual é a dose ideal; a melhor maneira é sempre ir testando aos poucos. Para isso, novamente, uma orientação especializada é muito útil e importante. É claro que, quanto mais um paciente sabe dos efeitos das medicações que ele está usando, melhor ele vai lidar com o tratamento, portanto é preciso que os médicos que forem prescrever as medicações forneçam muita informação aos pacientes.

Agora, outra pergunta: *será que remédios para a cabeça alteram a personalidade, o jeito de ser, a essência da pessoa?* Pela experiência geral de médicos e pacientes, essa idéia é um preconceito sem fundamento. Os medicamentos psicoativos alteram apenas os sintomas das doenças, além dos efeitos colaterais. Nenhum medicamento psicotrópico autorizado para o uso comercial consegue alterar o jeito de ser ou de pensar de uma pessoa, ou o que ela aprendeu na vida, a não ser que seja o efeito desejado, positivo.

No caso de uma fase depressiva, o medicamento pode tornar uma pessoa que sempre foi insegura alguém mais seguro e firme perante os outros, ou menos pessimista. Quando uma pessoa, depois de um tratamento, muda para pior, com certeza foi por causa da doença. Isso é evidente na esquizofrenia, que é uma outra doença mental, incapacitante e geralmente irreversível, que altera o jeito de ser da pessoa, tornando-a muitas vezes completamente diferente do que sempre foi.

No caso da depressão, isso praticamente nunca acontece, pois a depressão não tem características lesionais irreversíveis. Mesmo na esquizofrenia, com o advento de novas medicações, essa alteração no jeito de ser pode ser bastante melhorada, com um mínimo de efeitos colaterais. Entretanto, o uso inadequado de drogas, principalmente as ilícitas, pode alterar de algum modo aspectos da personalidade prévia do usuário. Então, a automedicação e o uso de drogas ilícitas é na realidade o maior e mais grave perigo. Comparando com os exemplos anteriores, o tratamento adequado da depressão com medicamentos não representa risco nenhum para a individualidade de cada paciente.

A grande verdade é que remédios psiquiátricos são como qualquer outro remédio: têm suas vantagens e desvantagens, e seu uso deve ser bem indicado e avaliado sistematicamente se o efeito do medicamento está sendo o esperado, revendo-se o custo–benefício, pois existem inúmeras possibilidades de ajustes e aperfeiçoamentos dos tratamentos propostos.

Vida saudável é suficiente?

A maioria das pessoas tem uma idéia clara do que seria uma vida saudável e das suas vantagens. Se uma pessoa fizesse exercícios físicos ou esportes regularmente, comesse devagar alimentos pouco gordurosos e sem exageros na hora certa, dormisse e acordasse cedo, e tentasse levar uma vida sem muito estresse, pareceria lógico que não houvesse motivos para ter depressão. Quando uma pessoa cai em depressão, ela poderia achar que, se tivesse uma vida mais saudável, ela talvez não sofreria uma crise desse tipo, culpando a falta de tempo, de dinheiro, enfim, a falta de condições para ter uma verdadeira vida saudável.

Dentro dessa linha de raciocínio, essa pessoa poderia até achar que a depressão seria um fato inevitável da vida moderna. Na realidade, existem exemplos de pessoas com peso excessivo, trabalhando demais, com uma vida sedentária, fumando, enfim, tendo uma vida pouco saudável, e que não estão nem um pouco deprimidas, sendo que, em alguns casos, podem passar a vida inteira sem ter depressão. Será, então, que uma vida saudável não é necessária para se controlar um transtorno bipolar?

Na realidade, a depressão é uma doença cujo início depende da interação entre a predisposição herdada e a influência do ambiente em determinada pessoa. Se uma pessoa tem forte predisposição hereditária, por exemplo, vem de uma família em que os dois pais já tenham tido depressão, bem como todos os irmãos, o ambiente teria pequena importância como fator necessário para iniciar um episódio depressivo. Assim, nessa pessoa, qualquer estresse de pouca importância (um pequeno atraso no trabalho, por exemplo) poderia desencadear um episódio depressivo. Já numa pessoa que herdou uma pequena predisposição para depressão, apenas grandes eventos estressantes poderiam desencadear uma crise, como ficar desempregado inesperadamente ou receber a notícia da morte da mãe.

A influência do ambiente, portanto, pode ter importância variável no desencadeamento da depressão, de acordo com as características de cada pessoa. Pode-se concluir, portanto, que tentar ter uma vida saudável seria dispensável para uma pessoa com maior tendência para depressão? A resposta para essa pergunta é certamente "não", ou seja, é muito importante uma pessoa com tendência para depressão se esforçar o máximo para ter uma vida saudável. Algumas atitudes como manter exercícios físicos regulares, ter uma dieta adequada, ter hábitos de sono e de horários regulares podem ajudar a pessoa com depressão a ter uma evolução favorável.

Alguns desses tópicos serão discutidos a seguir.

EXERCÍCIOS FÍSICOS

Praticar exercícios físicos regularmente diminui a intensidade e a quantidade de sintomas depressivos. Em pessoas que estejam num episódio depressivo leve, exercícios físicos ajudam a impedir que a depressão progrida para uma forma mais intensa e grave, mas nem sempre as pessoas deprimidas são capazes de ter iniciativa e energia para fazer exercícios físicos. Ainda não se sabe qual é o exato poder de prevenção contra a depressão, mas sempre é recomendável manter-se em boa forma física, tendo ou não tendência para depressão.

Está provado que exercícios físicos excessivos ou em ritmo inadequado são prejudiciais de modo geral, até mesmo podendo piorar sintomas depressivos. Alguns exemplos seriam as pessoas que fazem exercícios intensos apenas nos fins de semana, ou um dia por semana, sendo sedentários o resto do tempo, ou pessoas que têm uma carga horária exagerada de exercícios, sem orientação adequada, como os corredores amadores que treinam para maratonas. Exercícios leves e prolongados também são úteis, como andar por uma hora, ou subir alguns andares de escada, diversas vezes por dia.

DIETA

Populações que possuem o hábito de comer muito peixe têm comprovadamente menor risco de ter depressão. Essa característica antidepressiva da dieta rica em peixe pode ser atribuída à presença de uma classe de gordura de peixe chamada de ômega-3. Estudos recentes estão obtendo resultados promissores, o que sugere a existência, em breve, de uma orientação nutricional específica para pessoas com tendência para depressão, reforçando a ingestão de alimentos ricos em ômega-3, embora ainda sejam necessários mais estudos para se ter um grau de confiabilidade maior nessa impressão científica inicial. A deficiência de algumas vitaminas e sais minerais pode também estar relacionada com a depressão, sendo necessários mais estudos para se obter uma certeza mais concreta. Portanto, tomar quaisquer tipos de vitaminas ou sais minerais com esse fim ainda pode ser precipitado, sendo possivelmente ineficaz como prevenção de depressão, e certamente ineficaz como tratamento único dessa doença.

ILUMINAÇÃO DO AMBIENTE

A luz possui efeito estimulador em uma proporção significativa de pessoas, agindo por meio de estímulo nervoso originado da retina. Pode até mesmo melhorar alguns tipos de episódios depressivos sem a necessidade de outro tipo de tratamento químico. Para as pessoas sensíveis ao efeito estimulador da luz, um ambiente projetado intencionalmente com maior luminosidade que a habitual pode ser efetivo na prevenção da depressão, desde que seja por um período mínimo de uma a quatro horas de exposição. Ler livros ou textos debaixo de sol, ou ficar tomando banho de sol sem fechar os olhos podem também ter efeito antidepressivo. Entretanto, não pode ser dito que a fototerapia é eficaz para qualquer pessoa que tenha depressão; apenas para alguns tipos nos quais a sensibilidade à luz é maior, principalmente na depressão sazonal e em alguns casos de depressão atípica.

HIGIENE DO SONO

Ficar noites sem dormir direito, no caso de festas que varam madrugadas ou em épocas de trabalho excessivo, costuma ser desgastante para qualquer um, e pode ser uma causa importante para desencadear depressão ou fases hipomaníacas ou maníacas, principalmente em pacientes com transtorno afetivo bipolar. Diversas ocupações que possuem esquemas de horários pouco saudáveis, principalmente os que exigem trabalho noturno, ou mudanças de horários freqüentes, ou mudanças do fuso horário, podem precipitar episódios afetivos diversos. Assim, quem faz plantão noturno ou quem muda de esquema de trabalho diurno para noturno, ou vice-versa, em poucas semanas, ou ainda quem trabalha na aviação internacional, podem estar mais suscetíveis a ter problemas diversos, entre eles, a depressão.

DROGAS

Quase todas as drogas ilícitas, bem como o álcool, são comprovadamente prejudiciais às pessoas que têm maior predisposição à doença afetiva em geral, mesmo que o uso não cause prejuízo imediato ou visível. Em geral, essas pessoas acabam tendo episódios cada vez mais graves e, freqüentemente, mais difíceis de serem tratados. O fumo não tem estudos suficientes para esclarecimento da questão, mas os sintomas de abstinência da nicotina presente no cigarro simulam diversos sintomas ansiosos e depressivos, sugerindo uma possível interação com esses transtornos, a serem averiguados em estudos futuros.

Cuidar da saúde é bom, indiscutivelmente

Concluindo: o que nossos avós costumavam aconselhar parece ter um fundo de verdade, que pode ser estendida a todos os que sofrem de depressão. Cuidar da própria saúde não só é possível, como deveria ser encarado como um compromisso, um dever de cada pessoa. Durante uma crise depressiva, essa exigência nem sempre é possível de ser cumprida, mas, após a recuperação, não existem justificativas válidas para não se cuidar.

Tratamento psicológico:
para além do divã

Ao contrário do tratamento medicamentoso, que praticamente nenhum paciente gosta de fazer, o tratamento psicológico (ou psicoterapia) causa as mais variadas reações. Algumas pessoas preferem fazer terapia psicológica, evitando a todo custo o uso de medicações. Outras pessoas alegam não acreditar em psicoterapia, e acabam aceitando apenas os medicamentos. Por fim, existem os pacientes que são neutros, que nunca procuraram a psicoterapia, por isso não trazem expectativas específicas, e que aceitam iniciar um tratamento psicológico se for para melhorar o problema.

Independentemente da impressão inicial e da expectativa dos pacientes, a psicoterapia é um elemento muito importante no tratamento do transtorno bipolar. Entretanto, não é qualquer tipo de terapia que pode ser útil. Além disso, dependendo da fase da doença, é importante saber o que a psicoterapia poderá dar em termos de contribuição ao tratamento e à qualidade de vida para os bipolares e seus familiares.

Alguns temas são de grande importância e devem ser abordados por qualquer tipo de psicoterapia:

- *Aceitação da doença*: a maioria dos pacientes resiste em aceitar que tem uma doença, principalmente se estiverem se sentindo melhor, sem depressão, ou nas fases de hipomania e mania.

Faz parte do quadro clínico não acreditar que tem algum problema. É uma das principais causas de abandono de tratamento.

- *Auto-aprendizado de reconhecimento de sintomas afetivos*: muitas vezes, sintomas de um episódio depressivo, hipomaníaco ou maníaco não são reconhecidos, nem pelo paciente, tampouco pelos familiares. O erro mais comum é atribuir o sintoma a uma característica "complicada" da personalidade do paciente. Reconhecer algum comportamento típico do paciente pode apontar de maneira precoce o começo de um episódio, por exemplo: uso de roupas de cores berrantes; compras excessivas para uma fase hipomaníaca; acordar mais tarde ou ficar muito tempo na frente da televisão nos episódios depressivos.
- *Adaptação do tratamento farmacológico*: muitas sessões de terapia são gastas para se discutir o impacto dos remédios na vida dos pacientes. Apesar de parecer um exagero, os medicamentos são uma parte importante na vida dos pacientes, pois inúmeros sintomas que eles sentem poderiam ser atribuídos aos medicamentos, ou à doença, ou a algum outro fator, e os pacientes ficam confusos. Nem sempre eles se sentem à vontade para discutir com o médico, por uma série de razões, tanto pela falta de disponibilidade deste como também por constrangimentos do próprio paciente.
- *Reconstrução da vida pessoal após um episódio afetivo*: quando os sintomas remitem, e o paciente fica bem, ele tem de começar a sua vida do zero. Precisa reconquistar a confiança dos colegas no trabalho (se ainda tiver trabalho), pois, se esteve deprimido, certamente deixou a desejar em termos de produtividade. Se ficou maníaco, fez muitas bobagens que o envergonharam. Mesmo as relações familiares podem ter sido seriamente abaladas, com separações de casais, deterioração dos relacionamentos com filhos, pais e outros parentes.
- *Cuidados para o restabelecimento dos ritmos biológicos*: os pacientes que apresentam problemas nos ritmos biológicos, trocando o dia pela noite, precisarão ter sua rotina analisada com detalhes para que mudanças de diversos hábitos e comportamentos que prejudicam e pioram o padrão do sono e de outras funções relacionadas ao ritmo biológico sejam realizadas. Alguns exemplos seriam evitar atividades que prendam a atenção de noite,

como o uso do computador; evitar idas a festas que vão terminar muito tarde; atividades profissionais que exijam trabalho noturno, ou que tenham turnos de plantão.

As atitudes do psicoterapeuta também devem ser direcionadas para as características da fase em que o paciente se encontra.

Se o paciente está em fase depressiva, não adianta insistir em discussões sobre questões profundas, pois o paciente deprimido não consegue raciocinar, memorizar direito, e não tem energia nem disposição para mudar sua conduta diante de conclusões que exijam uma reação ou uma atitude. Tal insistência só vai piorar sua auto-estima por não conseguir fazer o que deveria fazer. Nessa fase, a terapia deveria se restringir a dar apoio, dar estímulo e organizar um conjunto de ações que possam reverter a inação e a angústia do paciente.

Já numa fase maníaca, o paciente não aceita nenhuma orientação; sempre tenta se impor, podendo se irritar com facilidade. O máximo que o terapeuta pode fazer em fases assim é tentar manter o vínculo terapêutico que o paciente já tinha com ele; apontar alguns sintomas como sinais de mania, evitando confrontos desnecessários; e avisar ao médico e, quando possível, à família que o paciente está na fase eufórica.

Alguns tipos de terapias já têm comprovação de eficácia para a depressão, como a terapia comportamental-cognitiva e a terapia interpessoal, e outras, que possuem apenas estudos que mostram que poderiam ajudar. Para o tratamento do transtorno bipolar como um todo, os estudos mais consistentes apontam para a eficácia e importância da psicoeducação.

Este livro não tem a pretensão de esgotar o assunto "psicoterapias", ou explicar de maneira completa como é cada modalidade. Seriam necessários vários livros para fazê-lo adequadamente. De modo geral, terapia psicológica poderia ser vista como uma forma de "aprendizagem" especial, em que uma pessoa procura aprender quais são seus defeitos, limitações, e busca soluções para esses problemas com a ajuda de um profissional habilitado, que é o psicoterapeuta.

O processo apenas é válido se houver uma união de esforços entre o terapeuta e o paciente, e este último precisa estar disposto a mostrar suas fragilidades, a se "desnudar" diante de um estranho. Isso pode ser assustador a princípio, mas geralmente é um processo lento, no qual o terapeuta vai ganhando naturalmente sua confiança e o paciente vai se abrindo aos poucos. Ocorre, não raro, que o paciente tenha muita dificuldade em se abrir, apresentando resistência ao tratamento, e em virtude disso a relação de confiança demora um pouco para se estabelecer.

Pode aparecer também uma incompatibilidade de temperamentos entre o terapeuta e o paciente, e, por melhor que seja o terapeuta, o processo não consegue evoluir a contento. Quando um paciente sente dificuldade em ficar à vontade com um psicoterapeuta, é sugerido que insista um pouco, por pelo menos três meses (doze sessões), para ver se não é apenas uma resistência pessoal.

A terapia comportamental-cognitiva tem um modelo mais próximo do modelo médico de tratamento, sendo mais prática e direta. Baseia-se num processo que abrange a análise dos comportamentos relacionados à depressão, entre eles pensamentos, atos, hábitos e posturas.

Após a análise e definição dos problemas detectados, é feito um programa de tratamento que hierarquize os problemas mais importantes e básicos, e estabeleça uma sistemática para buscar soluções para cada um dos problemas, com metas e prazos para se atingir os objetivos de tratamento.

Depois desse número de sessões definido previamente pelo terapeuta (doze, vinte, trinta sessões – uma por semana), é feita uma reavaliação dos objetivos alcançados e dos que não foram alcançados, avaliando-se também os fatores que poderiam ter prejudicado o processo terapêutico, a fim de que se façam ajustes e se dê início a uma nova fase de tratamento.

É possível ter alta do tratamento psicoterápico, mas o mais comum é se manter um processo de manutenção, com menos sessões ou períodos breves em que a terapia possa ser dispensada.

A psicoterapia interpessoal tem uma estrutura semelhante, mas o foco principal é na análise das relações interpessoais, com ênfase nas relações familiares, com os amigos e colegas de trabalho ou escola. Os problemas de relacionamento são discutidos em detalhes, soluções são apresentadas e simulações das situações sociais de relacionamento são feitas nas sessões. Existem poucos terapeutas treinados nessa área no Brasil.

A psicoeducação é uma proposta que visa oferecer aos pacientes e a seus familiares informação de boa qualidade, necessária para que o tratamento seja bem realizado.

São programadas aulas e palestras sobre a doença, suas conseqüências e respectivos tratamentos, ministradas por profissionais experientes, e um espaço para debates que ajuda a aumentar a troca de informações e de experiências. Essas informações aumentam a conscientização dos pacientes e dos familiares em relação à gravidade do problema e à importância do tratamento, bem como melhora a aderência a ele. É uma forma de os pacientes e familiares perceberem que não estão sozinhos, que existem muitos outros com problemas parecidos e que há pessoas que têm a doença e estão vivendo muito bem. Por ser simples, não exigir uma exposição intensa do paciente e ser uma maneira barata de atingir grande número de indivíduos, essa modalidade tem sido motivo de muitos estudos que, na maioria das vezes, mostram melhora significativa na qualidade de vida do paciente.

Entretanto, a psicoeducação não consegue sanar todos os problemas psicológicos individuais de cada paciente, pois são dadas informações válidas para a média dos pacientes. Para um trabalho mais individualizado, as terapias comportamental-cognitiva e interpessoal podem ajudar mais.

Há estudos com outras formas de psicoterapias, como o psicodrama, que podem provar, no futuro, alguma utilidade no tratamento do transtorno bipolar.

As psicoterapias devem sempre buscar evolução e aprimoramento, fundamentais para o progresso nessa área e para a manutenção da esperança de melhor qualidade de vida dos pacientes e de seus familiares.

Humildade e força: a parte que cabe ao paciente

Um dos maiores problemas para se enfrentar o transtorno bipolar é o fato de o paciente não aceitar a doença e se recusar a procurar médicos ou tratamentos. O paciente bipolar pode até procurar um médico por causa da insônia, do cansaço ou de uma considerável perda de peso, porém dificilmente aceitaria tomar uma medicação se soubesse que seu problema é de fundo nervoso, ou que é um problema de doença mental. Procurar um psicólogo já seria um sacrifício enorme, pois poderia atestar que ele tem alguma fraqueza na mente. Imagine então ser encaminhado para um psiquiatra... Estaria comprovada a existência de loucura total!

O fato é que poucas pessoas aceitariam facilmente que possuem uma fraqueza, ou uma doença grave. Todos possuem uma visão de si mesmos como pessoas capazes, competentes, autônomas e independentes, que não precisariam da ajuda de ninguém, ainda mais para seus problemas emocionais, que são tachados habitualmente de "problemas de ordem pessoal", ou seja, que não deveriam ser do interesse de mais ninguém.

Esse tipo de reação, que é muito comum, acaba causando um atraso na busca por reais possibilidades de resolução. Um deprimido sempre tenta agüentar o máximo que puder; tenta conseguir controlar a ansiedade ou a insônia com chás, remédios populares, apoio espiritual ou religioso, métodos relaxantes ou terapias alternativas, sempre na expectativa de que métodos menos fortes que um tratamento psicológico ou psiquiátrico possam resolver o problema do qual é vítima.

Como os sintomas depressivos costumam ser flutuantes, ou seja, têm momentos de maior intensidade e momentos com alguns sintomas menos intensos, os deprimidos sempre acham que podem melhorar sozinhos. Um deprimido em geral pensa assim: "se ontem estava péssimo e hoje estou um pouco melhor, talvez amanhã melhore de vez".

Dessa maneira, o resultado final é que os deprimidos ficam mais tempo sofrendo as conseqüências da depressão, como ficar com menor produtividade no trabalho ou ter mais tempo para brigar com os familiares. Algumas vezes, a crise depressiva pode até melhorar sem tratamento, mas normalmente dura meses, e as conseqüências acabam marcando a vida dos deprimidos, que passam a ser vistos como pouco produtivos, preguiçosos ou difíceis de lidar.

É nessa circunstância que entra o poder, a força da humildade. Ser humilde não é admitir que se é fraco, deixar-se ser humilhado pelos outros ou pela vida. Ser humilde é aceitar a fragilidade, para poder entendê-la e tentar aprender a reagir contra ela, a contorná-la, ou mesmo a eliminá-la.

Se um paciente bipolar aceitasse que tem um problema mental que pode ser resolvido com medicamentos, essa pessoa teria uma chance bem maior de melhorar mais rápido, evitando sofrer por muito tempo as conseqüências da depressão, evitando ter os prejuízos da doença, que são tão funestos. Por isso, ter uma postura humilde diante da depressão permitiria alcançar uma solução mais rápida e objetiva, tornando esse paciente mais adaptado às exigências da sociedade, com maior chance de sucesso profissional e pessoal.

Podemos observar que ser humilde é um grande passo para tornar uma pessoa mais forte. Essa regra vale para o transtorno bipolar, assim como para outras doenças, e deve ser entendida pelos pacientes e por todas as pessoas que estejam de algum modo envolvidas com pacientes bipolares, para que o sucesso seja a regra nessa situação.

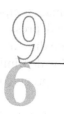

Os prejuízos do transtorno bipolar
e as orientações para enfrentá-los

Transtorno bipolar no trabalho: o fracasso e a vergonha

Os sintomas da depressão, por si sós, causam muito sofrimento para a pessoa afetada. Pode-se dizer que a depressão é um dos principais causadores do sofrimento humano. O que deve ser ressaltado é o imenso prejuízo que a depressão causa na capacidade da pessoa de se manter ativa, prejudicando sua produção no trabalho, na escola, nos afazeres domésticos, ou, nos casos mais graves, até mesmo impedindo a pessoa de manter a higiene pessoal mínima, como escovar os dentes, ou ir ao banheiro.

Uma pessoa com depressão grave pode não conseguir se levantar da cama nem para se alimentar, tampouco para trocar de roupa. Outras pessoas conseguem sair da cama, mas ficam tão lentas e desanimadas que não conseguem tomar banho sozinhas, recusam-se a sair de casa, ficam o dia inteiro no sofá, só saindo dele para se dirigir à cama.

Às vezes, o que chama a atenção é uma imensa agitação. A pessoa não consegue parar quieta, tem uma angústia física que pode ser descrita como uma angústia na cabeça, no peito, ou nas pernas, ou um mal-estar inexplicável, indescritível, que a faz andar para lá e para cá sem parar, sem conseguir realizar nada, o que aumenta ainda mais sua angústia.

Outras vezes, fica tão insegura que precisa sempre de alguém ao lado para lhe dar segurança, e fica desesperada quando se sente sozinha.

Outras pessoas evitam o contato social a todo custo, isolando-se, mesmo quando parentes próximos ou amigos tentam ajudar. Nesses casos mais graves de depressão, a incapacidade de trabalhar ou de ajudar em qualquer atividade é total, e todos os que convivem com a pessoa deprimida percebem tal incapacidade. Isso não quer dizer que os outros aceitem a incapacidade, pois podem desconhecer ou minimizar os sintomas da depressão, chegando a dizer ao deprimido que aquilo é "frescura", falta de vontade de trabalhar, preguiça, que o doente é "vagabundo".

Essa visão negativa só aumenta a angústia e a sensação de incapacidade, e confirma para a pessoa deprimida que ela não vale nada mesmo. Nessas condições, se estava empregada, fatalmente acabará despedida, pois dificilmente conseguiria ter forças para justificar as faltas ao trabalho, e, mesmo que justificasse, seria difícil ser aceita pelos empregadores, uma vez que a idéia de depressão como doença ainda é pouco difundida e aceita em geral. A única chance da pessoa deprimida nesse caso seria um atestado médico que confirmasse o diagnóstico de depressão, por ser um diagnóstico médico oficial e, portanto, um fator comum de afastamento do trabalho.

Entretanto, na maioria das vezes, mesmo após ter recuperado totalmente sua capacidade para trabalhar com o tratamento da depressão, tais pessoas sofrem discriminação no trabalho, pois podem ser vistos como "loucos", doentes mentais, pessoas não confiáveis, que podem ficar sempre doentes, e acabam sendo despedidos.

Alguém que teve depressão e que perde o emprego precisaria recomeçar a vida procurando um novo emprego. Essa pessoa sai de uma fase de muito baixa auto-estima, muita insegurança e muito pessimismo e se vê obrigada a começar de novo, do nada. Nesse momento, é fundamental o apoio da família, dos amigos e, se possível, de psicoterapia, pois necessita sair do fundo do poço sob o olhar depreciativo e preconceituoso de toda a sociedade.

Nas depressões moderadas ou leves, o prejuízo é mais sutil, fazendo seus portadores não conseguirem perceber que as coisas estavam dando errado por causa da depressão. Em geral, conseguem continuar trabalhando, mas seu rendimento cai; faltam ao trabalho com mais freqüência e apresentam mudança no relacionamento com os colegas, pois podem ficar mais irritados, mais isolados, mais ameaçados pelos chefes e pelos colegas. Quem tem depressão percebe que, ao ficar menos eficiente, passa a ficar para trás em relação aos outros profissionais com quem trabalha, tendo, portanto, menor chance de ser promovido na carreira profissional, além de estar mais sujeito a ser despedido.

Essa percepção de estar perdendo a "corrida", a competição, leva as pessoas a ficarem ansiosas, o que acaba atrapalhando ainda mais o rendimento, formando-se daí um círculo vicioso. Todo esse processo pode ocorrer sem que ninguém perceba que tudo começou com o quadro depressivo; ao contrário, a pessoa fala que ficou depressiva por causa das dificuldades do trabalho. Se houvesse a consciência de que a depressão poderia ser o ponto de partida de todos os problemas profissionais, seria mais fácil cortar o mal pela raiz, tratando a depressão antes de ela causar tanto estrago.

É provável que a maioria das pessoas que se vêem fracassadas profissionalmente esteja sofrendo, na realidade, as conseqüências de uma depressão, e sequer tenham consciência disso.

Tratamento psicológico, atitudes positivas e otimismo são fundamentais para reverter essa situação desfavorável. É ainda necessária muita paciência, pois leva tempo para provar a todos, inclusive para o próprio paciente, que a recuperação realmente ocorreu, que ela voltou a ser aquela pessoa eficiente e produtiva.

Os prejuízos das fases hipomaníacas são discretos, e muitas vezes os pacientes se recusam a aceitar que foram prejuízos. Eles podem tentar flertar com o chefe; comprar coisas caras e desnecessárias, criando dívidas que levam meses ou anos para serem pagas; se envolver em empreendimentos arriscados que acabam dando errado; brigar com pessoas por quase nada e perder amizades. Tudo isso poderia ser justificado como erros pessoais, ou empolgação, ou atribuir-se o erro a outras pessoas.

O que as pessoas ao redor do paciente hipomaníaco enxergam nessa fase é uma pessoa exagerada e inadequada, até estranha, mas por vezes engraçada, que não seria muito diferente daquele vizinho ou colega encrenqueiro. E acabam culpando o paciente pelas bobagens que fez, perdendo aos poucos a confiança que tinham nele.

Já para os casos de pacientes em fases maníacas, todas as pessoas acabam tendo uma percepção de que o paciente ficou enlouquecido, fora de controle, e dificilmente voltariam a respeitá-lo, muito menos a confiar nele, em situações normais. Porém, quando melhora, tem o ônus de enfrentar a vergonha das coisas completamente inadequadas que fez (por exemplo, sair pelado na rua) e ainda tentar reconquistar a confiança dos familiares e dos amigos que restaram, além da dos patrões desconfiados.

Muitos pacientes que têm crises de mania freqüentes não conseguem mais arranjar trabalho na mesma área que atuaram antes, acabando por aceitar trabalhos de nível técnico inferior, às vezes ficando desempregados, ou recebendo auxílio-doença do governo.

Transtorno bipolar na família: a rejeição

A família costuma ser o porto seguro da maioria das pessoas. Quando os problemas da vida começam a apertar, e o indivíduo sente que não vai agüentar, que precisa de um apoio, voltar para o lar quase sempre é a solução mais natural. O carinho e a compreensão da mãe, a segurança do pai, o companheirismo dos irmãos, todos esses sentimentos são o que as pessoas esperam ao voltar para casa ao se sentirem fragilizadas.

No transtorno bipolar, esse tipo de solução é muito comum. Uma mulher no pós-parto que apresenta depressão quase sempre acaba pedindo a companhia da mãe, o que ninguém estranha, qualquer um acha natural. Já um executivo de uma grande empresa que fica deprimido e volta a morar com os pais, sentindo-se tão inseguro que não consiga ficar em casa sozinho em nenhum momento, talvez não receba o mesmo nível de compreensão da família que no caso anterior. Portanto, a reação da família quando uma pessoa fica depressiva depende do papel que cada pessoa assume nela. Alguns exemplos serão vistos a seguir.

TRANSTORNO BIPOLAR NO PROVEDOR DA FAMÍLIA

Existe o caso de o transtorno bipolar ocorrer no provedor da família, aquela pessoa que sustenta financeiramente, que toma a decisão final, que comumente é uma figura representada pelo pai ou pela mãe, podendo ser eventualmente o avô, a avó ou algum filho. Nesse caso, uma depressão ou uma mania acaba gerando uma situação altamente estressante para todos, em virtude de a segurança da família ficar abalada, e a insegurança acaba tomando conta dos membros envolvidos.

Pessoas que não tinham esse papel passam a ter a obrigação de sustentar e tomar decisões, quase sempre sem estarem preparadas psicologicamente para essa função na família. As pessoas mais dependentes, principalmente os filhos pequenos, sentem a insegurança de maneira mais intensa, e sofrem muito, de maneira que o conflito pode se refletir num pior desempenho escolar, pior relacionamento na escola e com as outras crianças, e numa regressão para comportamentos mais infantis que a fase atual daquele filho, como as "manhas" que já tinham sido superadas.

O próprio provedor que está deprimido acaba sentindo essa pressão extra, como se tivesse obrigação de reagir. Entretanto, em geral, a reação não depende apenas de sua vontade; o lado biológico normalmente é mais forte que a vontade psicológica de resistir à depressão. Ele vai se sentir cobrado pelos outros membros da família, que dificilmente vão compreender essa situação; ele próprio vai se cobrar, e se frustrar, pois não conseguirá reagir sem ajuda.

Esses problemas vão se avolumando, como uma bola de neve rolando ladeira abaixo, e ninguém da família aceitará de fato essa situação, sempre achando que o provedor ficou fraco, incompetente ou louco, sem poder confiar mais nele, a não ser que aquela postura seja encarada como conseqüência de uma doença.

Já o provedor que entra numa fase maníaca cria situações de alto risco não só por arriscar as finanças, o patrimônio e as fontes de renda (emprego ou empresa), mas também por criar situações que possam prejudicar gravemente as relações familiares, como promiscuidade sexual, brigas e agressões, e comportamentos inadequados em público que gerem vergonha para a família. Ainda mais grave: o provedor não reconhece que está alterado, e reafirma constantemente sua posição de superior na família, de maneira até agressiva, criando situações que podem se tornar insustentáveis, e mágoas que podem não ser revertidas.

TRANSTORNO BIPOLAR NO CASAL

O transtorno bipolar em um dos cônjuges é uma garantia de dificuldades e sofrimentos prolongados na relação. Fases maníacas em um dos cônjuges são destruidoras de relacionamento, principalmente se o diagnóstico não estiver claro e o casal não tiver informações adequadas sobre o transtorno. Uma vez conhecido o diagnóstico, e com as orientações adequadas, o cônjuge sadio é o principal aliado no tratamento do paciente.

Uma situação muito comum é a depressão que predomina e afeta um dos membros de um casal. Em geral, quando a esposa fica deprimida, o marido tem pouca paciência com as queixas, atribuindo-as a uma exagerada "fragilidade feminina", dando-lhes pouca importância, e apenas criticando a falta de vontade, o descuido geral, ou a falta de desejo sexual.

Já quando o marido fica depressivo, a reação da esposa pode variar mais, como reconhecer que o marido está "diferente" ou "doente". A esposa pode também reagir de maneira menos compreensiva, cobrando do marido uma reação ativa, criticando a falta de motivação ou de iniciativa.

Independentemente da reação do cônjuge, quase sempre a relação marido e mulher fica muito prejudicada pelo transtorno bipolar. O casal desiste de ter relações sexuais, ou diminui muito a freqüência, fato que lhes dá a sensação de não se gostarem mais. Os cônjuges sentem-se irritados um com o outro, e a paciência vai se esgotando aos poucos. Brigas são freqüentes, acentuando a tendência ao isolamento do deprimido, o que aumenta a distância entre os cônjuges.

Muitas vezes é necessária uma terapia de casal. A orientação é fundamental para que o cônjuge que não está afetado compreenda com clareza e consiga esperar pela melhora do paciente doente. Mesmo assim, separações são muito comuns.

TRANSTORNO BIPOLAR NOS FILHOS

Quando um filho entra em depressão, geralmente os pais não acreditam muito, achando que pode ser "manha" ou necessidade de "chamar a atenção". Às vezes a depressão é tão intensa que os pais chegam a pensar que se trata de uma doença grave, o que gera preocupação. Levam o filho ao médico, que normalmente lhes diz que não é nada, que é só um problema psicológico; algumas vezes falam que é depressão, mas fica a impressão de que não é um problema sério, pois seria apenas psicológico.

Os pais e o resto da família costumam minimizar o problema, exigindo que o filho tome uma postura ativa, que ele reaja, pois, se a depressão é um problema psicológico, só dependeria da vontade pessoal para dar a volta por cima. O filho deprimido acaba não conseguindo reagir, e a família acaba criticando a falta de caráter, de força interior, piorando a autoestima do familiar.

É importante explicar que o paciente depressivo não consegue reagir por conta própria, pois está doente e incapacitado, e merece cuidados como qualquer outra pessoa doente, principalmente os que envolvam carinho, atenção e paciência.

Já o filho em hipomania se parece muito com a criança hiperativa, que não consegue parar quieto, quebra inúmeros objetos, briga por qualquer coisa, apresenta enorme dificuldade em se concentrar em qualquer atividade, trocando de interesses com enorme rapidez.

Diferenciar uma criança ou um adolescente hiperativo de outro com transtorno bipolar é complexo e difícil, e um psiquiatra infantil deve ser consultado nesses casos.

DEPRESSÃO NOS OUTROS
FAMILIARES PRÓXIMOS

Quando uma depressão ou uma mania atinge um avô, ou avó, tio, primo, qualquer parente próximo, mas com o qual não se vive cotidianamente, os parentes ficam numa situação difícil, pois percebem que algo de errado está acontecendo, mas não sabem se devem se intrometer na vida daquele parente para tentar averiguar a real situação. Mesmo que perguntem, o parente afetado sempre dá uma disfarçada, principalmente o deprimido, pois não é agradável mostrar aos outros que se está frágil e inseguro, ainda mais sem saber direito a razão da fragilidade. O parente deprimido acaba falando que estava resfriado, ou estressado, ou que estava sofrendo de algum problema de saúde, como uma dor de estômago.

Se a depressão piora, a família acaba tachando o deprimido de doente mental, de "fraco da cabeça". Se alguém se dispusesse a de fato ajudar, o grau de paciência e o esforço seriam muito menores se comparados com o caso de um parente com outro tipo de doença, como o convalescente de um infarto do coração ou o portador de um câncer. Mesmo depois que o parente deprimido melhora, os familiares ficam desconfiados dele, achando que não é mais tão confiável como antigamente.

O QUE A FAMÍLIA PODE FAZER
PELO PACIENTE BIPOLAR?

Uma pessoa bipolar sempre vai precisar de apoio, e a fonte mais segura e eficaz quase sempre vem da família. Esse apoio deve ser dado de maneira coerente, para que possa dar certo, ser eficaz. Para isso, dois pontos são fundamentais: informação e paciência.

Quanto melhor se conhece o inimigo, maiores são as chances de derrotá-lo. Portanto, quanto mais se sabe sobre a depressão, melhor vai ser para a família e para o próprio paciente. Nesse caso, a postura da família deve ser sempre encarar a pessoa bipolar como uma pessoa doente. Isso é muito mais difícil do que parece, pois o deprimido não tem nenhum órgão realmente afetado, não tem febre, não tem sinais de doença física. Os sinais psicológicos são facilmente minimizados pelos outros, pois todo mundo já teve insônia, já ficou triste, e todo mundo conseguiu se recuperar sem dificuldades, sendo difícil para a maioria das pessoas compreender por que o deprimido não consegue reagir ou recuperar-se como os outros.

Se os familiares tiverem a informação de que os episódios afetam o corpo todo, que é um problema de saúde que tem tratamento, a reação pode – e deve ser – diferente. Precisam estimular o paciente a se tratar, a procurar um médico; convencê-lo de que a depressão não é fraqueza de caráter, ou doença mental incurável, que não é loucura. E, se o paciente bipolar continuar recusando um tratamento, a família precisa tomar uma atitude mais firme, como levá-lo ao médico mesmo contra a sua vontade. O paciente que não aceita ajuda já está numa fase em que não consegue decidir o que seria melhor para ele mesmo, podendo se prejudicar e aumentando as dificuldades e o sofrimento da família e das pessoas que convivem com ele.

Uma vez que tenha sido avaliado por um médico e o diagnóstico tenha sido feito e confirmado, a família precisa garantir que as orientações médicas sejam feitas corretamente. Se precisar tomar medicação, mesmo de forma forçada, a família precisa garantir isso. O mesmo vale para os exames de laboratório, para uma alimentação correta, enfim, para tudo.

Apesar das orientações médicas, ainda assim a família pode continuar sem saber como lidar com um bipolar deprimido ou eufórico. Para um paciente deprimido, deve-se deixar que sempre faça o que quiser, ou se deve forçá-lo a fazer o que todos acham que deveria ser feito? Deve-se estimulá-lo a ir a um cinema para se distrair, ou esperar que ele peça para ir ao cinema? A mesma dúvida vale para a alimentação, ou seja, deve-se forçá-lo a comer ou deixá-lo sem comida mesmo?

Na realidade, tudo que se espera que uma pessoa faça em seu estado normal, o bipolar deprimido pode não querer, ou não conseguir fazer. Nessa situação, a família deve:

- Convidar o paciente sempre para todas as atividades que se espera que ele realize, mas sem insistir, pois, se houver insistência, o deprimido se sentirá pressionado, e achará que as pessoas não conseguem compreender seu sofrimento, ficando com raiva e, por fim, deixando de fazer o que lhe foi pedido. Isso leva à irritação do familiar, que acaba por desistir da insistência, falando que o deprimido não quer se ajudar. Para evitar isso, o deprimido sempre deve ser convidado uma, talvez duas vezes, para fazer coisas que ele não consegue fazer por causa da depressão, como tomar banho, comer ou sair de casa. Se o deprimido não conseguir, fale que tudo bem, na próxima vez talvez ele consiga, é preciso apenas esperar o tratamento surtir efeito.

- Se o paciente argumenta que não vai conseguir, sempre o faça recordar que ele já conseguiu antes, e tente mostrar com exemplos de fatos realmente ocorridos. É importante lembrá-lo que a melhora da depressão sempre é irregular, com dias bons alternando-se com dias ruins, e dizer-lhe que tenha paciência, pois, se hoje é um dia ruim, amanhã poderá ser um dia bom. Viver um dia de cada vez pode ser um bom lema para a fase de recuperação.
- Sempre que estiver perto do deprimido, diga frases que lhe dêem esperança, do tipo "o tratamento demora, mas a depressão vai melhorar", "estarei sempre aqui para ajudá-lo", "não perca as esperanças; falta pouco". Às vezes é necessário que essas frases sejam repetidas inúmeras vezes para dar mais segurança ao paciente, pois ele ouve, fica aliviado, mas logo depois é tomado pela angústia, e precisa ouvir de novo palavras de conforto. É um exercício de paciência por parte do familiar.

Os argumentos têm de ser baseados em fatos que realmente ocorreram, pois o deprimido pode achar que tudo que lhe é falado não é verdade, só tem o intuito de confortá-lo. Portanto, é muito melhor um familiar falar, por exemplo, que "você vai melhorar. Há dois dias você estava um pouco melhor, lembra? O médico falou que é assim mesmo: haverá dias melhores e dias ruins", do que falar apenas "você vai melhorar porque o médico garantiu".

Para um paciente em mania, não há muita alternativa além de chamar pessoas próximas para ajudar a levar o paciente contra a sua vontade para um atendimento psiquiátrico de urgência, esperar que ele melhore um pouco e, se possível, evitar uma internação psiquiátrica prolongada. É uma situação muito angustiante, entretanto o risco de ocorrer prejuízos sérios efetivados pelo paciente em mania é muito grande, tanto de autolesão (por exemplo, acidente de carro) como pelas compras compulsivas, ou sexo promíscuo ou sem segurança.

Um último ponto deve ser considerado. É muito comum que os problemas familiares que já existiam antes de a pessoa ter os primeiros episódios afetivos possam prejudicar o andamento do tratamento. Se o paciente bipolar já tinha problemas com o pai ou com a mãe, o tratamento pode ficar mais difícil e complicado. Em geral, essa situação aparece na avaliação do médico, que pode pedir à família, ou a alguns membros da família, que procure ajuda psicológica, na forma de psicoterapia de família, psicoterapia de casal ou psicoterapia individual.

Transtorno bipolar e as amizades: a solidão

O transtorno bipolar também é um grande destruidor de amizades. Mesmo o paciente hipomaníaco, que pode ter facilidade em se relacionar, perde as amizades com a mesma rapidez, por brigas, desavenças, ou imprevisibilidade e impulsividade, que podem assustar amigos e colegas. Esse desfecho é o mais comum, pois quase sempre os amigos e colegas não sabem que o paciente tem problema mental, e, ainda que desconfiem, é muito mais natural se afastar de uma pessoa problemática.

Entretanto, o quadro mais habitual no transtorno bipolar é a depressão. Quando o paciente bipolar começa a ter um quadro depressivo, a reação inicial dos amigos sempre é de tentar ajudar. Alguns tendem a respeitar as dificuldades que a pessoa deprimida está passando, e esperam pelo momento em que o amigo supostamente viria a lhe pedir ajuda. O que ocorre quase sempre, contudo, devido às características da depressão, é que o deprimido raramente pede ajuda, pois se sente culpado. Além disso, ele não quer incomodar outras pessoas, pois acha que não teriam nada a ver com seu problema. O respeito que os amigos têm pela situação da pessoa deprimida acaba causando o afastamento daqueles, que é percebida pelo paciente como abandono, ou como um fato que venha confirmar sua baixa auto-estima, pela impressão de que era uma pessoa indesejada.

Outros amigos tentam tomar uma atitude mais ativa, visitam a pessoa deprimida, tentam lhe dar força, insistem nos pedidos para dar a volta por cima, com argumentos do tipo "reagir depende só da sua força de vontade" e "você tem de reagir, só depende de você". Esses argumentos raramente ajudam, uma vez que faltam ao deprimido justamente a força, a energia, a disposição e a segurança.

Outra atitude seria a de minimizar os problemas, como dizer: "os problemas não são tão grandes assim", "sua situação não é um desastre", "os problemas passam com o tempo". Esses argumentos em geral não são suficientes para convencer uma pessoa deprimida de que sua situação vai melhorar, uma vez que ela prioriza o lado obscuro dos fatos.

Portanto, ao perceber que a pessoa deprimida não consegue reagir, os amigos acabam por desistir, achando que, pelo menos, fizeram sua parte, tentaram ajudar dentro do que podiam, e o paciente acaba ficando realmente só, o que vem, novamente, confirmar a baixa auto-estima, levando-o a pensar que não vale nada, nem para os amigos.

Não importa o tipo de reação dos amigos, a tendência do deprimido é quase sempre ficar solitário, e a culpa é da própria depressão. Afinal, os amigos não têm obrigação de serem psicólogos ou psiquiatras. De qualquer maneira, a pessoa deprimida acaba por se ver só, o que aumenta sua angústia.

O que os amigos poderiam fazer, então?

A postura deve ser semelhante à orientada para os familiares. Continuar a convidar o amigo para as atividades de lazer habituais, como ir ao cinema, jogar baralho ou pescar, sem desistir, ainda que o deprimido recuse sistematicamente.

Quando estiver com o deprimido, sempre falar palavras de apoio, sem esperar reações milagrosas, pois apenas o fato de estar a seu lado já pode ser um conforto. Às vezes, na falta de um familiar, um amigo acaba fazendo o papel da família, medicando o paciente; estimulando-o, sem forçá-lo demais; dando apoio sem cobrar.

É fundamental conhecer bem a depressão para ter argumentos de apoio cada vez mais consistentes.

Transtorno bipolar e o suicídio

O suicídio é uma causa significativa de morte, principalmente entre jovens e idosos. Uma das maiores causas de suicídio é a depressão, incluindo casos de transtorno bipolar. A depressão está associada a, aproximadamente, 35% dos suicídios. Cerca de 20% dos pacientes depressivos tentam suicídio, e vários acabam morrendo, sendo que os sobreviventes podem ficar com seqüelas graves, que marcam e até os incapacitam[9].

Se houver transtorno bipolar, o risco de suicídio é trinta vezes maior que o da população em geral. O transtorno bipolar é uma doença tão grave que pode ser fatal em grande número dos casos. A principal razão é poder propiciar um conjunto de sintomas que, quando ocorrem juntos, formam a receita mais eficiente para a ocorrência de suicídio: a impulsividade aliada aos sintomas depressivos de desesperança e angústia. É por isso que pacientes que estão em estado misto têm maior risco de cometer suicídio, justamente por terem sintomas depressivos e agitação psíquica e física.

O suicídio é uma condição que assusta, tanto para quem pensa em cometê-lo, como para quem convive com os potenciais suicidas. Se uma pessoa começa a pensar que seria bom morrer, ela pode ter vergonha de falar isso para os outros, guardando esse pensamento como um segredo.

Familiares e conhecidos até poderiam perceber que a pessoa suicida está diferente, que não está normal, não está bem, mas nunca suspeitam do suicídio. Quando ele ocorre, os familiares e amigos ficam chocados, sem acreditar. Sempre vem a pergunta: "como a gente não percebeu nada?", ou: "por que ele (a) fez isso?".

---

[9] Teng, C. T.; Wang, Y. P.; Meleiro, A.; Santos, C. M. "Depressão e suicídio". In: Souza, J. H.; Atache, D. C. G.; Horimoto, F. C. (eds.). *Diagnóstico e tratamento pelo clínico*. São Paulo: Roca, 2005, p.173-90.

Às vezes, o sofrimento da pessoa deprimida é tão grande que ela acaba se abrindo e falando do desejo de morrer para alguém. Em outras ocasiões, esse desejo pode ser colocado como uma vontade de largar tudo, de fugir de todos, viajar para bem longe e não voltar mais. Quando alguém com idéias de suicídio se abre para um parente próximo, este acaba ficando muito assustado, e geralmente não sabe o que precisaria ser feito nessa situação. Algumas vezes minimiza ou chega a ridicularizar as idéias de suicídio, falando que é bobagem, que é vontade de chamar a atenção, e pode até dar uma bronca no deprimido. Ou, então, se o parente acredita na possibilidade de suicídio, ele se percebe sem saber como ajudar e fica muito preocupado, ansioso, chegando a vigiar o suicida, ou a esconder facas e remédios.

Tudo isso leva o suicida a se sentir muito mal, pois está causando preocupação, está sendo um problema, está dando trabalho. Pode perceber também que quem agora sabe de seu desejo de se matar perdeu a confiança nela. Esses fatores só reforçam ainda mais os sentimentos depressivos e a baixa auto-estima.

O que fazer para evitar isso?

O primeiro passo é sempre desconfiar da existência de uma depressão. Sempre que alguém muda, se isola ou fica muito irritado, com muita freqüência, deve-se desconfiar de depressão. Uma vez despertada a desconfiança, deve-se perguntar ativamente para a pessoa se alguns sintomas de depressão vinham acontecendo, como tristeza, problemas de sono, de apetite, de concentração, perda de entusiasmo etc.

Uma pergunta sempre deve ser feita: se já pensou em morrer ou em se matar. Essa pergunta é muito difícil de fazer porque parece que quem a pergunta está querendo invadir a vida do indivíduo. Em outros casos, pode-se considerar que tal pergunta até mesmo ajudaria na decisão de se matar. Contudo, ela é primordial, uma vez que a pessoa suicida em geral está precisando muito de ajuda, e não sabe como pedi-la. Se ela ouvir esse questionamento, pode ver aí uma chance de se abrir, desabafar e de realmente pedir ajuda. Por isso, em vez de incentivar a idéia de morte, tal pergunta apresenta, de fato, uma chance enorme de se evitar o suicídio.

Quase sempre a pessoa que confessa o desejo suicida, e é bem recebida, acolhida com carinho e compreensão, sente um enorme alívio.

Alguns suicidas ficam com tanta certeza de que morrer seria a melhor solução, que negam as idéias de suicídio quando são questionados. Falam que nunca pensaram nisso, embora não consigam negar os sintomas depressivos. E sempre deixam escapar alguma frase que dá uma dica, por exemplo: "a vida não vale a pena", ou "para que viver, se nada dá certo?". Comumente, em situações assim, a depressão já está num nível muito grave e precisa de intervenção médica imediata.

Uma vez detectadas as idéias de suicídio, o que fazer?

De imediato, se colocar à disposição para ajudar, dar conforto, mostrar que se quer ser prestativo. Depois, é importante tentar convencer a pessoa a procurar um médico a fim de verificar se é uma depressão, bipolar ou não, e explicar o que é uma depressão, ensinar que a depressão é tratável e que as idéias de suicídio vão desaparecer com o tratamento.

Para quem está com idéias de suicídio, ser chamado de deprimido (em conseqüência, de doente mental, de louco) não é nada agradável, mas imaginar que todo aquele sofrimento poderia ser melhorado com remédios ou outros tratamentos pode ajudar a dar alguma esperança.

Certas pessoas depressivas conseguem justificar bem a razão de estarem depressivas. Um homem deprimido pode convencer qualquer um de que, por estar desempregado, separado da mulher, ser desprezado pela família e sem poder ver os filhos, ele tem o direito de achar que a vida não vale a pena, e que morrer é uma solução aceitável. Entretanto, inúmeras pessoas mergulham ao fundo do poço, várias vezes na vida, e nunca pensam que a vida não vale a pena, nunca pensaram em se matar. Continuam lutando, enfrentando as adversidades, e acabam conseguindo se reerguer, dando exemplos tão valorizados de pessoas que dão a volta por cima.

O deprimido, quando ouve esse tipo de exemplo, argumenta que ele é incapaz, que não serve para nada, que nunca iria conseguir reagir. O fato é que essa pessoa deprimida, se tratada da depressão, melhora o ânimo e consegue dar a volta por cima, ou, pelo menos, reagir e conseqüentemente melhorar toda a sua situação. Depois da melhora, ela agradece o tratamento, a ajuda do médico e do psicólogo, pois entende que o que realmente quer é viver, e o desejo de morrer era uma bobagem, não fazia parte do seu estado normal. Esse exemplo é corriqueiro e muito comum; é a regra nos casos de depressão.

Já no caso da pessoa suicida que não aceita ajuda, ou que se recusa a se tratar, não resta outra opção a não ser obrigá-lo a buscar ajuda psiquiátrica. Se a resistência ao tratamento for muito intensa, talvez seja necessário internação hospitalar para evitar que se mate na primeira oportunidade.

Muitas vezes a família tem condições de manter o suicida em casa, o que é muito melhor para ele, mas são necessárias garantias de que serão cumpridas todas as orientações médicas, principalmente em relação ao tratamento com medicação. Em geral é necessária uma vigilância durante as 24 horas do dia, sem que o paciente possa ficar sozinho, nem para ir ao banheiro nem para visitar um amigo. Se trabalhar, é necessário ter um acompanhante para levá-lo e trazê-lo. Além do que, o chefe e os colegas precisam ser avisados do risco verdadeiro de suicídio.

Se a família não puder assumir esse nível de responsabilidade, de vigilância, infelizmente a melhor solução seria a internação hospitalar. A internação sempre visará proteger o paciente do seu desejo de autodestruir-se, garantir que as orientações e prescrições médicas sejam cumpridas, e sempre é importante tentar encurtá-la ao máximo, até o risco de suicídio cessar por completo.

Mesmo hoje, não existe nenhum programa de saúde, ou método de prevenção, que consiga comprovadamente diminuir o risco de suicídio. Talvez algumas medicações possam ajudar um pouco. O melhor exemplo é o lítio para os pacientes bipolares, mas é necessário um seguimento médico contínuo e muita informação para o paciente e para a família.

A ciência precisa progredir mais a fim de poder evitar esse tipo de fatalidade, porém o que pode ser feito é melhorar o grau de informação da população em geral sobre suicídio e depressão, o que facilitaria a diminuição do preconceito que ainda existe sobre esses temas e permitiria uma ação mais rápida e eficaz para evitar esse evento tão traumático.

10. Transtorno bipolar e o futuro

Novos tratamentos para o transtorno bipolar

Os pacientes bipolares e seus familiares passam por várias fases durante a descoberta e a convivência com a doença. Começam com a angústia do desconhecimento, da falta de orientação, do sofrimento que aparecia e que não tinha uma solução clara.

Depois que o diagnóstico é feito, e o paciente e sua família conseguem assimilá-lo, vem a esperança de um tratamento que possa resolver o problema. Para alguns pacientes, os vários tratamentos existentes já são suficientes para controlar muito bem o transtorno bipolar. Infelizmente, para a maioria dos bipolares, o tratamento apenas diminui a gravidade da doença, melhorando a qualidade de vida, mas ainda sobram sintomas, prejuízos e sofrimento.

O tratamento com remédios vai sendo incrementado à medida que a doença evolui, e muitos pacientes acabam recebendo mais que quatro medicamentos ao mesmo tempo.

Após alguns anos, é comum que o paciente fique desapontado com relação ao tratamento da doença, e, dessa forma, surge o desejo de desistir, de procurar alguma solução mágica, afinal o psiquiatra e a ciência podem não ser as únicas fontes de solução. Aliados a esse desapontamento, sempre são lembrados pelos pacientes os problemas do tratamento, os efeitos colaterais, a proibição de tomar álcool, de dormir tarde... São fatos que reforçam o desejo de "voltar a ser normal como os outros".

Abordar essa fase de desapontamento é fundamental. São inúmeras as histórias de pacientes que param por qualquer motivo os remédios que estavam usando por décadas, e as crises ressurgem após um breve período. E a principal argumentação é a evolução científica da medicina; em particular, da ciência do transtorno bipolar. Existem diversas novas medicações, algumas que estavam sendo usadas para outros fins e que se mostraram úteis para essa doença, e outras que são resultado de estudos pioneiros, com medicamentos cujas novas ações farmacológicas são inovadoras.

Para se ter uma idéia, na década de 1970, só havia o lítio para o tratamento do transtorno bipolar. Na década de 1980, a carbamazepina era uma opção utilizada, e o ácido valpróico era uma esperança. Na década de 1990, o divalproato de sódio se firma como opção segura e eficaz, e surgem os antipsicóticos atípicos, que começaram a mudar o tratamento dos pacientes bipolares, bem como uma gama enorme de antidepressivos novos, eficazes e mais bem tolerados, além do aparecimento de novos anticonvulsivantes promissores para o tratamento do transtorno bipolar, como a lamotrigina e a oxcarbazepina.

No século XXI, novas soluções começam a ser testadas de acordo com um conhecimento cada vez mais claro das prováveis causas do transtorno bipolar e das descobertas dos mecanismos de ação dessa doença bem como da sua fisiologia.

Alguns tratamentos merecem menção. A estimulação magnética transcraniana (EMT) é um procedimento que usa campos magnéticos intensos para estimular áreas específicas do cérebro, e apresenta resultados promissores para o tratamento da depressão, inclusive para a depressão bipolar. Entretanto, é uma técnica complexa, que ainda está em padronização, e não foi aprovada para o uso da população em geral, apenas para pesquisa científica.

Um outro procedimento, a estimulação do nervo vago, pode reverter quadros depressivos graves. Os estudos estão em fase inicial. É necessário manter uma conexão direta entre o nervo e o aparelho, que atravessa a pele. Foram feitos testes em poucos pacientes. Não se sabe se é efetivo para pacientes bipolares.

Por fim, um procedimento mais invasivo, que coloca um eletrodo dentro do cérebro, chamado de estimulação cerebral profunda, também parece funcionar no caso de depressões resistentes, sem estudos evidentes para pacientes bipolares.

Além desses procedimentos, diversos medicamentos estão em estudo e vários podem ser lançados nos próximos anos. Dificilmente serão drogas milagrosas, que vão oferecer a "cura" do transtorno bipolar; entretanto, se conseguirem melhorar o tratamento de uma parcela de pacientes, já valerão a pena. Por esses motivos, a esperança deve ser mantida sempre.

Algo importante a ser considerado é a necessidade de um cuidado especial com propostas de tratamentos que garantam a cura, tanto por medicamentos, como por procedimentos. Também promessas de cura provenientes de seitas religiosas e profissionais com propostas esotéricas podem fazer pacientes parcialmente estabilizados abandonarem o tratamento alopático e acabarem recaindo, às vezes de modo grave, que exija tratamento posterior mais difícil e complicado.

O transtorno bipolar é uma doença séria demais para que os pacientes se arrisquem com tratamentos e soluções não testadas e aprovadas pela medicina e pelos órgãos governamentais responsáveis, como o Ministério da Saúde e o Conselho Federal de Medicina.

Prevenção: a grande luta

Os conhecimentos sobre o transtorno bipolar estão sempre crescendo com as pesquisas e a prática clínica do dia-a-dia no tratamento dos pacientes. Esses conhecimentos servem, em última análise, para um objetivo maior, que é evitar ou, no mínimo, diminuir o sofrimento causado pela doença. Apesar dos inúmeros esforços para divulgar esse conhecimento, ainda existe muito desconhecimento e confusão sobre o tema, tanto entre pacientes e familiares como entre os profissionais da área.

A maioria dos pacientes não são diagnosticados como deveriam; são quase sempre diagnosticados como portadores de depressão unipolar. Mesmo quando corretamente diagnosticados, diversos tratamentos úteis não são utilizados por falta de treinamento ou conhecimento.

Para finalizar, pacientes e familiares continuam a apresentar resistência em aceitar a doença, o tratamento e as dificuldades impostos. A maioria dos pacientes bipolares têm um diagnóstico tardio, tratamento incompleto e apoio no que concerne à informação e ao suporte psicológico insuficiente.

Esses problemas precisam ser abordados e sanados da melhor maneira possível para que a doença seja abordada de forma adequada, priorizando uma estratégia de prevenção, a fim de que se evitem novos episódios, se eliminem sintomas residuais e seja permitida ao paciente uma vida mais previsível, na qual ele e seus familiares possam ter a expectativa de o dia de amanhã ser tão bom quanto o de hoje, e a certeza de que em um mês continuará tudo bem, e assim por diante.

O mais importante é como o transtorno bipolar vai ser encarado no futuro pela sociedade, pelos pacientes e pelos familiares. O que é uma doença que causa loucura hoje deverá ser visto como uma fragilidade pessoal, como outra qualquer, que necessita de cuidado e amadurecimento, e que pode representar o lado negativo de uma característica que torna o indivíduo criativo, sedutor, forte e brilhante.

Essa mudança já deve ser orquestrada hoje, por meio de divulgação, educação e conscientização, tanto para os afetados e seus familiares como para as outras pessoas que terão sempre de conviver com esse problema, seja dentro da própria família, seja no relacionamento com amigos ou outros conhecidos.

Nota final

Este livro não pretende substituir o papel do médico no tratamento do transtorno bipolar e de outros transtornos do humor. Seu objetivo é complementar o trabalho médico, uma vez que informações adequadas e construtivas são um dos principais alicerces para um bom tratamento. Para vencer o inimigo, é necessário conhecê-lo bem.

Com esse intuito, apresento alguns sites da internet que oferecem informações de boa qualidade. Cuidados devem ser tomados, pois, com a facilidade da internet, muitas informações não são embasadas em estudos científicos ou em experiência clínica relevante, e têm pouco valor como ajuda a pacientes e familiares. Reitero que o médico deve ser consultado sempre que houver qualquer notícia ou novidade sobre o assunto.

INSTITUIÇÕES NACIONAIS

GRUDA – GRUPO DE ESTUDOS DE DOENÇAS AFETIVAS
www.hcnet.usp.br

ABRATA – Associação Brasileira de Familiares, Amigos e Portadores de Transtornos Afetivos
www.abrata.org.br

PRODAF – Programa de Distúrbios Afetivos e Ansiosos
www.unifesp.br/dpsiq/grupos/assistenc.htm

STABILITAS – Associação dos Usuários de Estabilizadores do Humor Familiares e Amigos
www.stabilitas.kit.net

Projeto Fênix
www.fenix.org.br
e-mail: fênix@fenix.org.br

INSTITUIÇÕES INTERNACIONAIS

The International Society for Bipolar Disorders
www.isbd.org

The Child and Adolescent Bipolar Foundation
www.cabf.org
www.bpkids.org

The Juvenile Bipolar Research Foundation
www.jbrf.org

The National Alliance for Mentally III
www.nami.org

Lithium Information Center
www.miminc.org

Depression and Bipolar Support Alliance
www.dbsalliance.org

leia também

DROGAS
PERGUNTAS E RESPOSTAS
Ivan Mario Braun

Tudo que um leigo ou profissional iniciante precisa saber sobre as adições (vícios) está neste livro escrito por um psiquiatra conceituado. Ele trata de problemas com álcool, cigarro e drogas leves e pesadas com explicações específicas, inclusive sobre os princípios dos medicamentos mais utilizados na atualidade. Útil para o próprio doente, para os familiares e para profissionais que trabalham na área.

REF. 50048   ISBN 978-85-7255-048-2

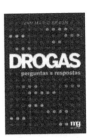

DURMA BEM, VIVA MELHOR
Pedro Luiz Mangabeira Albernaz (org.)

Quando os problemas de sono de repetem com freqüência, é preciso admitir que se está diante de um caso de doença do sono e que é necessário tratá-la. Este livro, escrito por uma equipe multidisciplinar do Hospital Albert Einstein, mostra os procedimentos corretos em termos de exames de diagnóstico, os diferentes tratamentos e seus efeitos. Obra útil para um grande número de pessoas que dorme mal mas desconhece as causas do problema.

REF. 50047   978-85-7255-047-5

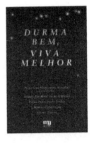

É OUTONO PARA OS MEUS CABELOS
HISTÓRIAS DE MULHERES QUE ENFRENTAM A QUEDA CAPILAR
Ademir Carvalho Leite Júnior

Embora grande número de mulheres sofra com a queda acentuada de cabelos, não há literatura a respeito. O assunto é tabu, mas o autor enfrentou o tema com a delicadeza que ele exige. O livro aborda os diversos problemas de queda, os exames, os tratamentos e as causas – sempre recorrendo a histórias verídicas de pacientes para ilustrar os casos.

REF. 50046   ISBN 978-85-7255-046-8

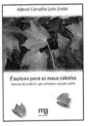

UMA QUESTÃO DE EQUILÍBRIO
A RELAÇÃO ENTRE HORMÔNIOS, NEUROTRANSMISSORES E EMOÇÕES
Sergio Klepacz

Livro inovador que revela uma visão mais abrangente da medicina. Mostra a importância do equilíbrio da rede hormonal como pilar da saúde física, emocional e psíquica. Dietas adequadas e reposição hormonal são os instrumentos do autor para garantir a boa qualidade de vida de sua vasta clientela.

REF. 50042   ISBN 85-7255-042-9

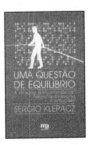

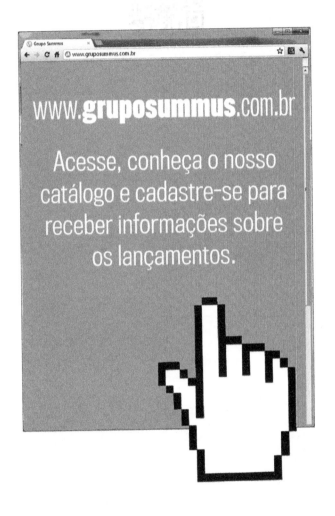